编委会

基层儿科标准化
支气管镜室建设和技术规范

主　编◎刘玺诚

副主编◎崔振泽　邓　力

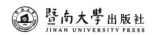

暨南大学出版社
JINAN UNIVERSITY PRESS

中国·广州

图书在版编目（CIP）数据

基层儿科标准化支气管镜室建设和技术规范/刘玺诚主编；崔振泽，邓力副主编. —广州：暨南大学出版社，2020.5
ISBN 978 - 7 - 5668 - 2794 - 4

Ⅰ.①基… Ⅱ.①刘…②崔…③邓… Ⅲ.①小儿疾病—支气管镜检—技术规范
Ⅳ.①R725.604 - 65

中国版本图书馆 CIP 数据核字（2019）第 271280 号

基层儿科标准化支气管镜室建设和技术规范
JICENG ERKE BIAOZHUNHUA ZHIQIGUANJINGSHI JIANSHE HE JISHU GUIFAN
主　编：刘玺诚　　副主编：崔振泽　邓　力

出 版 人：张晋升
责任编辑：冯　琳　　汤慧君
责任校对：张学颖　孙劭贤
责任印制：周一丹

出版发行：暨南大学出版社（510630）
电　　话：总编室（8620）85221601
　　　　　营销部（8620）85225284　85228291　85228292　85226712
传　　真：（8620）85221583（办公室）　85223774（营销部）
网　　址：http：//www.jnupress.com
排　　版：广州市天河星辰文化发展部照排中心
印　　刷：广州市快美印务有限公司
开　　本：787mm×1092mm　1/16
印　　张：7.25
字　　数：108 千
版　　次：2020 年 5 月第 1 版
印　　次：2020 年 5 月第 1 次
定　　价：49.80 元

MPR 出版物链码使用说明

本书中凡文字下方带有链码图标"==="的地方，均可通过"泛媒关联"App 的扫码功能或"泛媒阅读"App 的"扫一扫"功能，获得对应的多媒体内容。

您可以通过扫描下方的二维码下载"泛媒关联"App、"泛媒阅读"App。

"泛媒关联" App 链码扫描操作步骤：

1. 打开"泛媒关联"App；

2. 将扫码框对准书中的链码扫描，即可播放多媒体内容。

"泛媒阅读" App 链码扫描操作步骤：

1. 打开"泛媒阅读"App；

2. 打开"扫一扫"功能；

3. 扫描书中的链码，即可播放多媒体内容。

扫码体验：

手术前准备

前　言

　　《基层儿科标准化支气管镜室建设和技术规范》是我国第一部有关儿科支气管镜的参考书。儿科支气管镜发展迅速，2005年在北京召开第一届中国儿科支气管镜会议时只有12家医院开展此项技术，今天已有超过200家医院在做这方面的工作。随着这项技术的进步，支气管镜术在儿童呼吸系统疾病的诊治方面起到很大的作用，尤其是在儿童呼吸重症和疑难杂症的诊断与治疗方面，使呼吸系统疾病的诊治水平跃上了一个新的台阶，从而日益受到儿科医师的广泛重视。但由于其技术专业性要求较强，操作复杂，加上儿童气道相对狭窄、直径较小、黏膜纤嫩等生理解剖特点，势必存在一定的安全隐患。我国各地在内镜诊疗技术临床应用、内镜医师培养等方面水平参差不齐，发展十分不平衡。一些基层医院由于缺乏经验及技术指导，开展儿童支气管镜操作不够规范，技术积累缓慢，技术进步受到限制。因此，加强基层儿科标准化支气管镜室的建设和技术规范化管理非常必要。本书的出版有利于推进我国基层儿童支气管镜诊疗技术的临床应用，保障医疗质量和医疗安全，更好地满足患儿的医疗需求，促进我国儿科呼吸内镜事业更加科学健康的发展。

　　几年前我们就有编写一本专业参考书的规划，当时呼吸介入病学已在成人呼吸学界逐渐成熟，常规支气管镜术在儿科呼吸系统疾病中的诊断及治疗作用也已逐渐被广泛接受，且成人呼吸介入病学的前沿理论与技术在儿科呼吸病学界也数度被推介。我们了解到，很多医生尤其是基层儿童呼吸科医生，需要一本覆盖儿童支气管镜相关的规范教程——不仅包含病理生理学背景，还包括儿童支气管镜术相关的软硬件配置规范。目前尽管有许多儿童支气管镜术指南性文章可供参考，但随着从事儿童支气管镜工作与研究的医师队伍不断壮大及该技术逐渐向基层推广，尚需一本包含各方面内容的综合性规范教程，以进行全面而专业的指导，并为今后儿童支气管镜相关技术的进一步规范化培训及质量控制提供理论基础。

成功实施任何一门医学专业技术，都离不开扎实的、规范化的及标准化的理论与实践的基本知识。作为儿科呼吸疾病诊治不可缺少的手段，儿童支气管镜手术在我国的开展日趋广泛，并在儿童呼吸疑难危重症的诊治中起到了重要作用，使我国儿童呼吸系统疾病的诊治水平更上一层楼。然而，当前儿童支气管镜术已不是简单的技术实施过程，还包括标准化支气管镜室的建设、相关软硬件配置、围手术期管理与麻醉、质量控制、常用的介入技术等，最重要的是这些环节的规范化、标准化。本书力求反映这一事实和趋向，特别应用高清视频，更直观地演示基本的操作技术和流程，具有鲜明的特点，给大家带来耳目一新的感觉。

如果没有全国各地该领域专家的热情支持，这项工作将无法推进以至完成。我们由衷地感激他们乐于奉献及分享的精神，以及为了儿童支气管镜术规范化、标准化的实施而执著地付出。

如果读者发现本书中的问题，请一定不吝指正并联系我们，以便我们进一步修订完善，更好地推进儿童支气管镜术的标准化、规范化。

刘玺诚　崔振泽　邓　力
2019 年 12 月

目　录

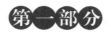

标准化支气管镜室的建设和人员配备

　　近年来儿童支气管镜的迅猛发展对小儿呼吸专业的发展起到了革命性的推动作用，并已成为儿科呼吸疾病诊治不可缺少的手段。尤其是在我国，越来越多的医院开展儿童支气管镜术，并已实施了大量的儿童支气管镜手术，在儿童呼吸重症和疑难杂症的诊断与治疗中起到了重要的作用，使我国儿童呼吸系统疾病的诊治水平跃上了一个新的台阶。

　　但是，我们必须清醒地认识到内镜诊疗技术的复杂性，它涉及临床诸多专业领域，部分技术专业性很强，操作复杂，风险高，难度大，如果不加强管理，势必存在一定的安全隐患。我国幅员辽阔，长期以来，各地在内镜诊疗技术临床应用、内镜医师培养等方面水平参差不齐，发展十分不平衡。一些基层医院由于缺乏经验及技术指导，开展儿童支气管镜比较困难，在开展的道路上技术积累缓慢、技术进步受到限制。如果医疗机构在自身条件和技术能力尚不满足的情况下，盲目开展新技术和复杂技术，忽视了技术的复杂性和高风险性，将对患者的身体健康和生命安全造成严重威胁，也对医患双方造成诸多医疗纠纷和隐患。

　　标准化支气管镜室的建设和规范化管理，可以推进我国基层儿童支气管镜诊疗技术的临床应用，大大提高基层医院儿科相关疾病的诊断治疗水平；同时提高基层医院儿科内镜医务人员的整体素质，保障医疗质量和医疗安全，更好地满足患儿的医疗需求，促进我国儿科呼吸内镜事业更加科学健康的发展。

　　标准化支气管镜室建设包括支气管镜室功能区域设置标准和诊疗设备的配置标准。儿童支气管镜室的规范管理包括医护人员的配备及培训、麻醉及复苏流程的优化、支气管镜操作过程标准化、支气管镜清洗消毒合格等多方面。

第一章　标准化儿童支气管镜室的布局和设置

第一节　概　述

一、标准化儿童支气管镜室的布局

标准化儿童支气管镜室的布局应满足儿科呼吸内镜诊疗技术的临床工作要求，包括术前准备室、内镜诊疗室、术后观察室、内镜清洗室、储存室（柜）、患者候诊区、办公区等。

开展儿科胸腔镜诊疗技术的医疗机构应具备满足无菌手术条件的内镜诊疗室或手术室。

二、标准化儿童支气管镜室的功能设置

（1）医疗机构开展儿科呼吸内镜诊疗技术应当与其功能、任务相适应。

（2）具有卫生健康行政部门核准登记的相关专业诊疗科目，有与开展儿科呼吸内镜诊疗技术相关的辅助科室和设备，并满足下列要求：

①临床科室。二级以上医院，应设有儿科呼吸专业。每年收治呼吸系统疾病患者不少于1 000例，完成儿科呼吸内镜诊疗不少于200例。

②儿科呼吸内镜工作室。

a. 满足儿科呼吸内镜诊疗技术临床工作要求，包括术前准备室、内镜诊疗室和术后观察室等。开展儿科胸腔镜诊疗技术的医疗机构应具备满足无菌手术条件的内镜诊疗室或手术室。

b. 配备满足儿科呼吸内镜诊疗工作要求的内镜设备和相关器械、耗材，不同区域人员按防护要求着装。

c. 配备心电监护仪（含血氧饱和度监测功能）、吸氧装置、负压吸引器、护士操作台（车）、复苏气囊及加压面罩、各种型号的气管插管等急救设备和急救药品。

③开展全身麻醉（含基础麻醉）下儿科内镜诊疗技术的医疗机构，设有麻醉科或儿科麻醉专业医生，具备儿科呼吸内镜相关的麻醉技术临床应用能力、并发症的综合处理和抢救能力。

（3）有经过儿科内镜诊疗相关知识和技能培训，具备儿科内镜诊疗技术临床应用能力的执业医师和其他专业技术人员。

（4）有内镜消毒灭菌设施，符合医院感染管理要求。

（5）拟开展风险高、过程复杂、难度大的儿科呼吸内镜诊疗技术（见附录1）的医疗机构，在满足以上基本条件的情况下，还应满足以下要求：

①三级医院，开展儿科呼吸系统疾病诊疗工作不少于10年，从事呼吸内镜工作5年以上，累计完成儿科呼吸内镜诊疗操作不少于1 000例，其中包括按照四级手术管理的儿科呼吸内镜操作不少于50例，或按照三级手术管理的儿科呼吸内镜诊疗（见附录2）不少于200例。技术水平在本地区处于领先地位。

②具备内镜诊疗中心，以及满足危重症患儿救治要求的儿科重症监护室。

③具备满足按照四级手术管理的儿科呼吸内镜诊疗技术要求的麻醉科、医学影像科等临床科室，专职医护人员，以及相应设备和技术能力。

三、基层儿科医师标准化支气管镜培训基地要求

基层儿科医师标准化支气管镜培训基地除了具备开展四级手术诊疗技术的基本条件，还应具备多媒体教室以及模拟训练培训设备，以及经过卫生部门认定的呼吸内镜诊疗技术培训基地系统培训并考核合格或符合直接认定条件。

附录 1　按照四级手术管理的儿科呼吸内镜诊疗技术参考目录

1. 经可弯曲支气管镜高频电治疗术
2. 经可弯曲支气管镜电圈套治疗术
3. 经可弯曲支气管镜激光治疗术
4. 经可弯曲支气管镜氩等离子体凝固治疗术
5. 经可弯曲支气管镜冻融术
6. 经可弯曲支气管镜冷冻切除术
7. 经可弯曲支气管镜冷冻活检术
8. 经可弯曲支气管镜气管/支气管内金属支架置入术
9. 经硬质镜气管/支气管内硅酮支架置入术
10. 经支气管镜气管、支气管与食管瘘金属覆膜支架封堵术
11. 经支气管镜分叉金属支架置入术
12. 经支气管镜分叉覆膜金属支架置入术
13. 经支气管镜分叉硅酮支架置入术
14. 经支气管镜 T 形硅酮支架置入术
15. 经支气管镜金属支架取出术
16. 经支气管镜硅酮支架取出术
17. 经支气管镜覆膜金属支架取出术
18. 经支气管镜深部支气管异物取出术
19. 经可弯曲支气管镜内生塑型性栓子取出术
20. 经可弯曲支气管镜急重症患儿气道清理术
21. 3 个月以下婴儿支气管镜诊疗术
22. 经支气管镜气管球囊扩张术
23. 经支气管镜支气管球囊扩张术
24. 硬质气管/支气管镜诊疗术
25. 儿内科可弯曲胸腔镜检查术
26. 儿内科可弯曲胸腔镜下灌洗术
27. 儿内科可弯曲胸腔镜下胸膜活检术

28. 儿内科可弯曲胸腔镜下胸膜扩清术

29. 儿内科可弯曲胸腔镜下粘连带松解术

30. 儿内科可弯曲胸腔镜下注药术

31. 经可弯曲支气管镜肺活检术（transbronchial lung biopsy，TBLB）

32. 经可弯曲支气管镜虚拟导航检查术

33. 环形超声经可弯曲支气管镜肺活检术

34. 凸面超声支气管镜引导支气管针吸活检术

35. 经可弯曲支气管镜黏膜下注药术

36. 经可弯曲支气管镜针吸活检术（transbronchial needle aspiration，TBNA）

37. 经可弯曲支气管镜电圈套肿瘤切除术

38. 经可弯曲支气管镜气管、支气管肿物电圈套切除术

39. 经可弯曲支气管镜气管、支气管肿物激光消融术

40. 经可弯曲支气管镜气管、支气管肿物高频电消融术

41. 经可弯曲支气管镜气管、支气管肿物氩等离子体凝固术

42. 全肺灌洗（单侧）

附录2　按照三级手术管理的儿科呼吸内镜诊疗技术参考目录

1. 经可弯曲支气管镜常规检查术
2. 经可弯曲支气管镜黏膜刷检术
3. 经可弯曲支气管镜黏膜活检术
4. 经可弯曲支气管镜肺泡灌洗术
5. 经可弯曲支气管镜局部给药术

第二节　手术准备室和术后复苏室

一、人员配备

应当配备经过呼吸内镜诊疗技术相关专业系统培训并考核合格的护士2~3名。

二、常规设备配备

常规配备给氧装置或氧气管道、负压吸引器、脉搏血氧监护仪、复苏气囊及加压面罩、各种型号的气管插管、喉镜、喉罩、除颤仪、恒温水浴箱、4℃冰箱等。

三、常规药品配备

1. 常规药品

37℃生理盐水、2%利多卡因、内镜润滑剂等。

2. 急救药品

4℃生理盐水、止血药物（酚磺乙胺注射液、巴曲酶、垂体后叶素等）、肾上腺素注射液、静脉注射用激素（地塞米松或甲强龙）、吸入用支气管舒张剂（沙丁胺醇雾化溶液、特布他林雾化溶液）、阿托品、多巴胺、利尿剂等。

四、工作内容

（一）术前患儿准备

1. 术前禁饮食

根据食物在胃内被排空的时间长短制定不同的禁食时间，包括软饮料2小时，母乳4小时，牛奶、配方奶、淀粉类固体食物6小时，脂肪类固体食物8小时。婴儿及新生儿因糖原储备少，禁食2小时后可在病房内静脉输注含糖液体，防止发生低血糖和脱水。

2. 特殊管理

心脏超声检查可评估心功能。惊厥、癫痫发作需要药物控制后再行支气管镜诊疗。支气管哮喘发作及有喘息高危因素的患儿支气管镜术前常规雾化吸入糖皮质激素（如布地奈德混悬液 2mL/次，q8h~q6h）和支气管舒张剂，病情严重者加用静脉糖皮质激素，待病情稳定后再行支气管镜检查。气管支气管结核患儿如需要支气管镜下介入治疗时，非紧急情况下应在全身抗结核化学药物治疗至少 2 周基础上再行介入手术，以免感染播散。大于 4 岁的患儿，给予心理护理，消除其紧张和焦虑情绪，更好地配合手术。

（二）手术准备室

（1）对拟行支气管镜术的患儿进行身份核查、登记、录入系统。

（2）评估病情。

（3）核查是否已签署知情同意书。

（4）检查术前检查［如血常规，凝血功能，乙型肝炎和丙型肝炎血清学指标，血型，肝肾功能，人类免疫缺陷病毒（HIV），梅毒，胸部 X 线或胸部 CT、心电图等，肺功能，超声等］结果是否有异常，检查患儿是否有松动或易脱落的牙齿。

（5）核查禁饮禁食时间是否足够（软饮料 2 小时，母乳 4 小时，牛奶、配方奶、淀粉类固体食物 6 小时，脂肪类固体食物 8 小时）。

（6）检查静脉通道是否通畅，术前应保持至少一条静脉通道开放。

（7）对有支气管哮喘病史及有喘息高危因素的患儿进行支气管镜术前常规雾化吸入糖皮质激素（如布地奈德混悬液 2mL/次，q8h~q6h）和支气管舒张剂。

（三）术后复苏室

（1）患儿手术后送入复苏室观察至少 15 分钟，清醒后，生命体征平稳，在医生的陪同下送回病房，防止术后发生意外。在此过程中需做好交接工作。

（2）术后为减轻患儿局部喉头水肿的情况，应当根据患儿的具体病情及时给予吸氧、雾化等措施。

（3）密切观察患儿的生命体征、呼吸频率和节律的具体情况，观察口唇的颜色，通过以上的护理措施以及时发现术后并发症，及时采取相应的措施。

（4）让镜下患侧给药者（患儿）继续该侧卧位，确保药物疗效。

第三节　支气管镜检查室

一、人员配备

（一）医师

1. 开展儿科呼吸内镜诊疗技术的医师，应当同时具备以下条件

（1）取得《医师执业证书》，执业范围为与开展的儿科呼吸内镜诊疗技术相适应的临床专业；

（2）具有 5 年以上儿科呼吸系统疾病诊疗工作经验，目前从事儿科呼吸系统疾病诊疗相关工作，累计参与儿科呼吸内镜诊疗技术操作不少于 50 例；

（3）经过儿科呼吸内镜诊疗技术系统培训并考核合格。

2. 拟独立开展按照四级手术管理的儿科呼吸内镜诊疗技术的医师，在满足上述条件的基础上，还应满足以下条件

（1）开展儿科呼吸系统疾病诊疗工作不少于 5 年，具有主治医师以上专业技术职务任职资格；

（2）累计独立完成儿科呼吸内镜诊疗操作不少于 200 例；其中按照三级手术管理的儿科呼吸内镜诊疗操作不少于 100 例。

（二）其他相关卫生专业技术人员

应当经过儿科呼吸内镜诊疗技术相关专业系统培训并考核合格。

二、常规配备

（一）常规药物与急救物品配置

1. 常规药品

37℃生理盐水、2%利多卡因、内镜润滑剂等。

2. 急救药品

4℃生理盐水、肾上腺素、支气管舒张剂、止血药物（巴曲酶、垂体后叶素等）、糖皮质激素（静脉应用糖皮质激素，雾化应用布地奈德混悬液等）及利尿剂等。

3. 急救设备

氧气供给设备、吸引器、复苏气囊、不同型号的气管插管、脉搏血氧监护仪、除颤仪等。建议配备麻醉机或呼吸机等。

（二）基本配置及介入设备

（1）灭菌内镜的诊疗环境至少应达到非洁净手术室的要求。

（2）诊疗室内的每个诊疗单位应包括诊查床1张、主机（含显示器）、负压吸引器、氧气供给设备、治疗车等。

（3）支气管镜图文工作站及不同型号的支气管镜。

（4）常规器械，如灌洗液留置瓶、鼻导管、活检钳、细胞刷等。

（5）专用器械，如激光治疗仪、冷冻治疗仪、氩等离子体凝固仪、高频电工作站、不同型号的经支气管镜针吸活检术穿刺针、球囊导管和支架等。

（6）应配备手卫生装置，采用非手触式水龙头。

（7）应配备口罩、帽子、手套、护目镜或防护面罩等。

（8）电脑工作站处于正常工作状态。支气管镜术报告详尽列出患儿的基本信息，包括术前诊断，手术目的、方法和手术时间，所用支气管镜的型号与编码等。

三、工作内容

（1）应建立健全岗位职责、清洗消毒操作规程、质量管理、监测、设备管理、器械管理、职业安全防护、继续教育和培训等管理制度和突发事件的应急预案。

（2）应有相对固定的专人从事内镜清洗消毒工作，其人数与本单位的工作量相匹配。

（3）应指定专人负责质量监测工作。

（4）工作人员进行内镜诊疗或者清洗消毒时，应遵循标准预防原则和《医院隔离技术规范》（WS/T 311—2009）的要求做好个人防护，穿戴必要的防护用品。

（5）支气管镜检查室工作人员应接受与其岗位职责相应的岗位培训和继续教育，正确掌握以下知识与技能：

①内镜及附件的清洗、消毒、灭菌的知识与技能；

②内镜构造及保养知识；

③清洗剂、消毒剂及清洗消毒设备的使用方法；

④标准预防及职业安全防护原则和方法；

⑤医院感染预防与控制的相关知识；

⑥教学职能。

第四节　器械消毒室

一、人员和规章制度

（一）人员职责

（1）内镜及其配件的清洗、消毒、灭菌、储存、转运、维护、保养和检查。

（2）环境和物品消毒。

（二）业务要求

熟悉支气管镜整体操作流程；熟练掌握支气管镜及其配件基本工作原理、技术参数；熟练掌握支气管镜及其配件清洗、消毒、灭菌、储存、转运、维护和保养的知识与技能；掌握清洗剂和消毒剂的原理和使用方法；掌握支气管镜及相关器械使用前合格标准的判定；严格遵循无菌观念和无菌操作；掌握院内感染防控和职业安全防护知识及要求。

（三）规章制度

（1）内镜清洗消毒制度：以国家卫生行业标准《软式内镜清洗消毒技术规范》（WS 507—2016）为原则。

（2）清洗消毒登记制度：登记内容应包括日期、患者姓名、住院号、所使用内镜及器械的编号、清洗时间、消毒时间、操作人员姓名、特殊病原菌等信息。

（3）工作人员培训制度：当引进新型号的支气管镜或相关设备时，应按说明书进行相应的学习和培训。

（4）其他制度：无菌操作制度、职业防护制度、环境清洁消毒制度等。

二、常规设备配置

（1）房间需有自然或机械通风。

（2）符合标准的环境消毒设备（紫外线灯、空气消毒机等）。

（3）自来水、灭菌水/无菌水/纯化水/过滤水、清洁压缩空气、清洁消毒液。

（4）符合标准的内镜消毒灭菌剂。

（5）测漏仪。

（6）清洗消毒设施器械：清洗槽、酶洗槽、漂洗槽、消毒槽、终末漂洗槽、干燥台；计时器；压力水枪和气枪；内镜刷；超声波清洗机。

（7）个人防护用品：防水围裙或隔离衣；护目镜或防护面罩；帽子、外科口罩、手套、专用鞋；传染病防护服。

三、工作流程

（一）基本原则

所有软式内镜每次使用后均应进行彻底清洗和高水平消毒或灭菌。

软式内镜及重复使用的附件、诊疗用品应遵循以下原则进行分类处理：

（1）进入人体无菌组织、器官或接触破损皮肤、破损黏膜的软式内镜及附件应进行灭菌；

（2）与完整黏膜相接触，而不进入人体无菌组织、器官，也不接触破损皮肤、破损黏膜的软式内镜及附属物品、器具，应进行高水平消毒；

（3）与完整皮肤接触而不与黏膜接触的用品宜低水平消毒或清洁。

（二）工作流程

软式内镜清洗消毒应遵循以下流程（见图 1 – 1）。

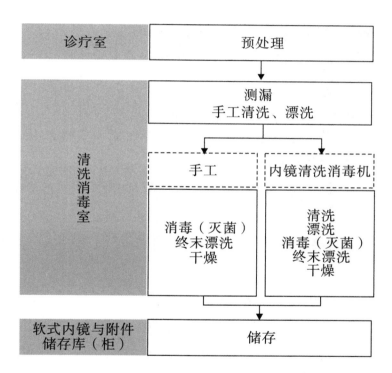

图 1 – 1　软式内镜清洗消毒流程（详细流程可见本节附录 1、附录 2）

（三）特殊病原菌消毒

对乙肝、丙肝、艾滋病、梅毒、结核等传染病可疑或确诊患者，应安排在最后进行检查，并做好标准预防，术后进行环境和物品的终末消毒、开窗通风。

对已知或怀疑非典型分枝杆菌、HIV 感染者，在检查完成后，支气管镜的戊二醛（GA）浸泡时间应延长至 60 分钟，络合氯浸泡时间不少于 45 分钟。

一些在水中生长的分枝杆菌（如龟分枝杆菌）对戊二醛耐受性极强，必须使用含氯消毒剂或过氧乙酸（PAA）。

四、要求和注意事项

内镜消毒或灭菌前应进行彻底清洗。

检查开始前、所有检查完成后、两位受检者之间，应对当日已使用需消毒内镜再次消毒，终末漂洗干燥后，方可用于患者诊疗。

支气管镜的清洗和消毒应由接受过训练的专业人员进行。

清洁过程是非常重要的一环，应用水及洗涤剂彻底清洗支气管镜。清洗剂和消毒剂的作用时间应遵循产品说明书。确诊或疑似分枝杆菌感染患者使用过的内镜及附件，其消毒时间应遵循产品的使用说明。

清洗剂每次使用后应更换，清洁毛刷要使用一次性产品，或在使用后进行高水平消毒或灭菌处理。

使用现配的消毒剂，若消毒剂需要反复使用多日，必须常规检测消毒剂的浓度。

采用 2% 戊二醛进行手工或自动消毒时，支气管镜的浸泡时间不得少于 20 分钟。

戊二醛对分枝杆菌起效较慢，过氧乙酸、二氧化氯和过氧化氢则起效较快，但较容易损伤支气管镜和清洗用具，稳定性较差，价格较贵。

终末漂洗时，必须使用灭菌水、无菌水、纯化水或过滤水（0.2 μm 过滤器）；若冲洗用水的质量难以保证，应采用 70% 的乙醇擦洗支气管镜的外表面并冲洗管腔，可以杀灭包括分枝杆菌在内的非芽孢菌，乙醇挥发后管腔会迅速干燥。在每次检查完毕及支气管镜存放前，也推荐使用这种方法。

对活检钳等热稳定的部件或配件，清洗后进行高压、环氧乙烷等灭菌处理。

支气管镜必须悬挂储存，并且要保持环境干燥、清洁。

医务人员应使用无粉末乳胶或非乳胶手套，不要使用粉末乳胶手套。

质量控制：对处理过程中的每个环节要分别进行常规微生物学检测，以便一旦发生感染暴发即可找到相关环节；当怀疑有污染时，采样培养范围必须包括支气管镜及其器械，自来水，环境空气，清洗、消毒处理设备。

职业防护：患者应在支气管镜术前进行常规传染病学检查；清洗和消毒过程中，应穿戴防护用具（防水隔离衣、手套、帽子、口罩、护目镜或防护面罩）；针状活检钳等锐利附件清洗时应格外小心，以防医务人员被刺伤；使用一次性附件（如注射针等）可以减少医务人员在清洁消毒器械过程中被感染的风险；为最大限度保护工作人员健康（减少有毒有害消毒剂及其挥发气体的接触时间），推荐使用自动清洗消毒机，但自动洗镜机及其配件也应进行常规检测和消毒；对开放性结核等高危患者进行检查时，医务人员应全程穿戴防护服、N95口罩、护目镜或防护面罩；相关医务人员应进行传染病防控、院感预防、职业暴露防治、醛类等有毒有害物质安全使用等知识的培训。

五、其他清洗、消毒和灭菌方法

（一）气体灭菌

常用环氧乙烷灭菌法（55℃，浓度20%，时间4小时）。一般在清洗后，送消毒供应中心进行消毒，可达到灭菌水平（传统方法仅可达到高水平消毒），用于无菌条件较高的操作。但耗时长，需至少提前1天预约送消，不能满足较大数量的内镜操作要求，温度相对较高，橡胶制品易老化。

（二）超声波清洗

超声波消毒水平低，常用于清洗。超声波清洗需内镜专用的超声波清洗器，应用甚少，常用于配件的清洗。

附录1　软式支气管镜及附件的清洗、消毒、灭菌流程及方法

一、手工操作流程

（一）预处理流程

（1）支气管镜从患者体内取出后，在与光源和视频处理器拆离之前，应立即用含有清洗液的湿巾或湿纱布擦去外表面污物，擦拭用品应一次性使用；

（2）反复送气与送水至少10秒；

（3）将支气管镜的先端置入装有清洗液的容器中，启动吸引功能，抽吸清洗液直至其流入吸引管；

（4）盖好支气管镜防水盖；

（5）放入运送容器，送至清洗消毒室。

（二）测漏流程

（1）取下各类按钮和阀门；

（2）连接好测漏装置，并注入压力；

（3）将支气管镜全浸没于水中，使用注射器向各个管道注水，以排出管道内气体；

（4）首先向各个方向弯曲支气管镜先端，观察有无气泡冒出，再观察插入部、操作部、连接部等部分是否有气泡冒出；

（5）如发现渗漏，应及时报修送检；

（6）测漏情况应有记录；

（7）也可采用其他有效的测漏方法。

（三）清洗流程

（1）在清洗槽内配制清洗液，将支气管镜、按钮和阀门完全浸没于清洗液中。

（2）用擦拭布反复擦洗镜身，应重点擦洗插入部和操作部。擦拭布应一用一更换。

（3）刷洗软式支气管镜的所有管道，刷洗时应两头见刷头，并洗净

刷头上的污物；反复刷洗至没有可见污染物。

（4）连接全管道灌流器，使用动力泵或注射器将各管道内充满清洗液，浸泡时间应遵循产品说明书。

（5）刷洗按钮和阀门，适合超声清洗的按钮和阀门应遵循生产厂家的使用说明进行超声清洗。

（6）每清洗一条支气管镜后清洗液应更换。

（7）将清洗刷清洗干净，高水平消毒后备用。

（四）漂洗流程

（1）将清洗后的支气管镜连同全管道灌流器、按钮、阀门移入漂洗槽内；

（2）使用动力泵或压力水枪充分冲洗支气管镜各管道至无清洗液残留；

（3）用流动水冲洗支气管镜的外表面、按钮和阀门；

（4）使用动力泵或压力气枪向各管道充气至少 30 秒，去除管道内的水分；

（5）用擦拭布擦干支气管镜外表面、按钮和阀门，擦拭布应一用一更换。

（五）消毒（灭菌）流程

（1）将支气管镜连同全管道灌流器，以及按钮、阀门移入消毒槽，并全部浸没于消毒液中；

（2）使用动力泵或注射器，将各管道内充满消毒液，消毒方式和时间应遵循产品说明书；

（3）更换手套，向各管道至少充气 30 秒，去除管道内的消毒液；

（4）使用灭菌设备对软式支气管镜灭菌时，应遵循设备使用说明书。

（六）终末漂洗流程

（1）将支气管镜连同全管道灌流器，以及按钮、阀门移入终末漂洗槽；

（2）使用动力泵或压力水枪，用灭菌水、无菌水、纯化水、符合标准的过滤水（微生物被过滤）冲洗支气管镜各管道至少 2 分钟，直至无消毒剂残留；

（3）用纯化水或无菌水冲洗支气管镜的外表面、按钮和阀门；

（4）采用浸泡灭菌的支气管镜应在专用终末漂洗槽内使用无菌水进行终末漂洗；

（5）取下全管道灌流器。

（七）干燥流程

（1）将支气管镜、按钮和阀门置于铺设无菌巾的专用干燥台。无菌巾应每4小时更换1次。

（2）用75%~95%乙醇或异丙醇灌注所有管道。

（3）使用压力气枪，用洁净压缩空气向所有管道充气至少30秒，至其完全干燥。

（4）用无菌擦拭布、压力气枪干燥支气管镜外表面、按钮和阀门。

（5）安装按钮和阀门。

二、内镜清洗消毒机操作流程

（1）使用内镜清洗消毒机前应先遵循"手工操作程序"的规定对支气管镜进行预处理、测漏、清洗和漂洗。

（2）清洗和漂洗可在同一清洗槽内进行。

（3）内镜清洗消毒机的使用应遵循产品使用说明。

（4）无干燥功能的内镜清洗消毒机，应遵循手工操作流程的规定进行干燥。

三、附件的清洗、消毒与灭菌

（1）附件使用后应及时浸泡在清洗液里或使用保湿剂保湿，如为管腔类附件清洗，应向管腔内注入清洗液。

（2）附件的内外表面及关节处应仔细刷洗，直至无可见污染物。

（3）采用超声清洗的附件，应遵循附件的产品说明书使用医用清洗剂进行超声清洗。清洗后用流动水源洗干净，干燥。

（4）附件的润滑应遵循生产厂家的使用说明。

附录 2 部分消毒（灭菌）剂使用方法

消毒（灭菌）剂	高水平消毒及灭菌参数	使用方式	注意事项
邻苯二甲醛（OPA）	浓度：0.55%（0.5%～0.6%）时间：消毒≥5分钟	（1）内镜清洗消毒机（2）手工操作：消毒液应注满各管道，浸泡消毒	（1）易使衣服、皮肤、仪器等染色（2）接触蒸气可能刺激呼吸道和眼睛
戊二醛	浓度：≥2%（碱性）时间：支气管镜消毒浸泡时间≥20分钟；其他内镜消毒≥10分钟；结核杆菌、其他分枝杆菌等特殊感染患者使用后的内镜浸泡≥45分钟；灭菌≥10小时	（1）内镜清洗消毒机（2）手工操作：消毒液应注满各管道，浸泡消毒	（1）对皮肤、眼睛和呼吸道具有致敏性和刺激性，并能引发皮炎、结膜炎、鼻腔发炎及职业性哮喘，宜在内镜清洗消毒机中使用（2）易在内镜及清洗消毒设备上形成硬结物质
过氧乙酸	浓度：0.2%～0.35%（体积分数）时间：消毒≥5分钟，灭菌≥10分钟	内镜清洗消毒机	对皮肤、眼睛和呼吸道有刺激性
二氧化氯	浓度：100～500mg/L时间：消毒3～5分钟	（1）内镜清洗消毒机（2）手工操作：消毒液应注满各管道，浸泡消毒	活化率低时产生较大刺激性气味，宜在内镜清洗消毒机中使用

（续上表）

消毒（灭菌）剂	高水平消毒及灭菌参数	使用方式	注意事项
酸性氧化电位水（AEOW）	主要指标：有效氯浓度 60mg/L ± 10mg/L；pH2.0 ~ 3.0；氧化还原电位≥1 100mV；残留氯离子 <100mg/L 时间：消毒 3 ~ 5 分钟	（1）酸性氧化电位水内镜清洗消毒机（2）手工操作：使用专用连接器将酸性氧化电位水出水口与内镜各孔道连接，流动浸泡消毒	（1）在存在有机物质的情况下，消毒效果会急剧下降，消毒前清洗应彻底。尤其对污染严重、不易清洗的内镜（如肠镜等），应增加刷洗次数，延长清洗时间，保证清洗质量（2）应采用流动浸泡方式消毒（3）消毒后用纯化水或无菌水冲洗 30 秒

注：①表中所列的消毒（灭菌）剂，其具体使用条件与注意事项等遵循产品使用说明书。
②表中未列明的同类或其他消毒（灭菌）剂，其使用方式与注意事项等遵循产品使用说明书。

附录3　软式支气管镜及附件的清洗、消毒、灭菌方法小结

内镜及附件	清洗方法		消毒、灭菌方法		
	药液清洗	超声波清洗	高压灭菌	药液消毒	气体灭菌
内镜	✓	✓	×	✓	✓
活检钳	✓	✓	✓	✓	✓
清洗刷	✓	✓	×	✓	✓
钳道栓	✓	✓	✓	✓	✓
灌流转换器	✓	✓	✓	✓	✓
清洗转换器	✓	×	×	✓	✓
手提箱	×	×	×	×	×

思考题

　　1. 满足儿科呼吸内镜诊疗技术临床工作的最基本要求，需要设置哪几个诊疗房间？

　　2. 开展儿科内镜诊疗技术，需具备哪些医疗专业技术人员？

　　3. 开展儿科呼吸内镜诊疗技术的医师，应当同时具备哪些条件？

　　4. 支气管镜检查室应常规配备哪些急救药品及设备？

　　5. 软式内镜手工清洗消毒应遵循的流程是什么？

　　6. 对特殊病原菌清洗消毒的注意事项有哪些？

参考文献

　　[1] 国家卫生健康委员会人才交流服务中心儿科呼吸内镜诊疗技术专家组. 中国儿科可弯曲支气管镜术指南（2018 年版）. 中华实用儿科临床杂志，2018，33（13）：983－989。

　　[2] 李明珍. 肺部和支气管疾病儿童纤维支气管镜术前术后护理. 中国社区医师，2017，33（13）：115－116。

　　[3] 中华人民共和国卫生部. 呼吸内镜诊疗技术管理规范（2012 年版）. 中国医学前沿杂志（电子版），2013，5（3）：70－72。

　　[4] 儿科呼吸内镜诊疗技术临床应用管理规范（2019 年版）. 国家卫生健康委员会办公厅 2019 年 12 月 2 日发布。

　　[撰写者：大连儿童医院崔振泽、迟磊，首都医科大学附属儿童医院焦安夏，甘肃省妇幼保健院（甘肃省儿童医学中心）石永生、王忠弢]

第二章　人员培训、考核、评估

第一节　人员培训的目的、原则及流程

一、培训目的

通过儿科支气管镜相关理论和实践培训，使基层儿科医生掌握儿科支气管镜基础理论知识，具备儿科支气管镜基本操作技能。

二、培训原则与入学要求

（一）培训原则

培训原则为：分级分层培训，理论和实践相结合。

根据学员实际工作能力，可分为初级培训班、中级培训班、高级培训班。

（二）入学要求

初级培训班学员要求 3 年以上儿科呼吸科（或儿童呼吸疾病方向）工作经验，具备儿童常见呼吸相关疾病规范化诊治和儿童抢救技术能力。

中级培训班学员要求从事儿童支气管镜工作 2 年以上，掌握支气管镜基本理论知识和基础操作技能，具备常见支气管镜并发症应急处置能力。

高级培训班学员要求从事儿童支气管镜工作 5 年以上，能单独完成所有儿童支气管镜三级手术。学员所在医院级别需二级以上，具备收治儿科重症患者的能力、病房或科室。

三、培训流程和培训时间

（一）培训流程

培训流程为：理论知识学习和应急实践模拟培训→模拟操作支气管镜，观摩支气管镜整体流程和手术操作→实践操作训练。

每一环节培训完成且考核合格后，方可进入下一环节培训。

（二）培训时间

每期培训时间为 3～6 个月。

第二节　人员考核

一、人员考核

（一）初级培训班学员考核

1. 理论知识学习

（1）儿童呼吸系统解剖、生理和病理生理；

（2）儿童正常鼻、咽、喉、气管、主支气管至亚段支气管镜下特点；

（3）儿童体格检查和呼吸系统常见症状、体征；

（4）儿童常见呼吸系统疾病诊治；

（5）儿童支气管镜环境布局和设备设施；

（6）儿童支气管镜清洗消毒技术，无菌观念和技术，院感控制等相关知识学习；

（7）儿童支气管镜整体流程，术前准备事项，术后观察、处置和随访；

（8）儿童支气管镜适应证、禁忌证和并发症；

（9）支气管镜构造、常用配件和设备应用范围及保养；

（10）支气管镜麻醉、术中监护和管理；

（11）儿童支气管镜检查手术操作流程和技术要点；

（12）支气管镜术报告的书写。

2. 应急实践模拟培训

并发症的早期识别，婴幼儿及儿童初级生命支持和高级生命支持。

3. 模拟支气管镜操作

在支气管镜训练模型上熟练进行支气管镜检查模拟操作，并能在操作时正确识别正常镜下的气道结构。

4. 支气管镜观摩

观摩和见习支气管镜整体流程和操作，包括术前适应证、禁忌证的评估，术前检查，术前讨论，术前访视，术前沟通和签字，术前患儿准备，手术相关人员准备，术前和术后设备、器械的检查，术前物品、药品及急救设备准备，患儿术中体位、固定、准备、监护和观察，手术过程，术后设备和器械处置，报告书写，术后沟通，术后观察、处置和随访，术前和术后转运。

5. 实践操作训练

熟练掌握大龄儿童支气管镜检查及经支气管镜肺泡灌洗的分泌物和灌洗液标本留取。

（二）中级培训班学员考核

1. 理论知识学习

（1）初级培训班理论知识考核；

（2）支气管镜下常见疾病特点、鉴别诊断和镜下治疗；

（3）肺叶、肺段在胸片和胸部 CT 上的定位，支气管镜和胸部放射诊断学［胸片、胸部 CT、气管—支气管/肺三维重建、胸透/CT 实时定位、虚拟导航、肺动脉血管 CT 造影（computed tomography pulmonary angiography，CTPA）］的联合应用；

（4）支气管镜介入诊治科研设计和论文书写。

2. 应急实践模拟培训

（1）婴幼儿及儿童初级生命支持和高级生命支持考核；

（2）支气管镜术中和术后常见并发症处置。

3. 模拟支气管镜操作

（1）支气管镜检查模拟操作考核；

（2）在支气管镜训练模型上熟练进行经支气管镜检查、肺泡灌洗、活检、刷检、气管—支气管瘘美兰试验、经支气管镜困难气道气管插管术的模拟操作。

4. 支气管镜观摩

（1）支气管镜整体流程和操作考核；

（2）观摩支气管镜常见疾病的镜下诊治，协助术者采集术中照片和报告书写。

5. 实践操作训练

熟练掌握3月龄以上非高危儿童的经支气管镜检查、肺泡灌洗、活检、刷检、气管—支气管瘘美兰试验、经支气管镜困难气道气管插管术，熟练掌握术中各种并发症的辨别和应急处置。

（三）高级培训班学员考核

1. 理论知识学习

（1）初级和中级培训班理论知识考核；

（2）支气管镜下复杂疾病特点、鉴别诊断和镜下治疗；

（3）窄谱、荧光支气管镜的应用和疾病诊断；

（4）王氏纵隔淋巴结分区及穿刺部位；

（5）支气管内超声和超声支气管镜的应用；

（6）快速现场评价（rapid on – site evaluation，ROSE）的应用；

（7）硬质支气管镜知识的学习；

（8）支气管镜前沿技术和发展方向；

（9）支气管镜团队建设、人才培养、科室管理和人文塑造。

2. 应急实践模拟培训

（1）婴幼儿及儿童初级生命支持和高级生命支持、支气管镜术中和术后常见并发症处置考核；

（2）支气管镜高危儿术前评估和应急处置；

（3）支气管镜应急场景领导力和全局掌控力培训。

3. 模拟支气管镜操作

（1）经支气管镜检查、肺泡灌洗、活检、刷检、气管—支气管瘘美兰试验、经支气管镜困难气道气管插管术基础模拟操作考核；

（2）在支气管镜训练模型上熟练掌握经支气管镜异物取出术，初步掌握经支气管镜下球囊扩张术、支架植入术、各种冷热治疗，经支气管镜肺活检术，经支气管镜针吸活检术，以及经超声支气管镜针吸活检（endobronchial ultrasonography transbronchial needle aspiration，EBUS – TBNA）；

（3）在模型上熟练掌握硬质支气管镜操作。

4. 支气管镜观摩

（1）支气管镜整体流程和操作考核；

（2）观摩复杂气道疾病的支气管镜下诊治以及并发症处置；

（3）观摩硬质支气管镜手术操作及并发症处置。

5. 实践操作训练

（1）熟练掌握新生儿、婴幼儿及大龄儿童支气管镜检查；

（2）熟练掌握经内镜非困难气管—支气管内异物取出术；

（3）作为主要助手参与并了解复杂气道疾病支气管镜下诊治和并发症处置；

（4）掌握硬质支气管镜基本操作和并发症处置。

第三节　人员评估

详细评估标准请见本节附录。

一、带教人员评估

（1）所带教学员考核优秀率、合格率；

（2）所带教学员回归工作岗位后，新技术、新业务开展项目；

（3）所带教学员对带教人员的评价：优秀、合格、不合格。

二、学员评估

（1）理论考核评价：优秀、合格、不合格；

（2）实践技能考核：优秀、合格、不合格；

（3）回归工作岗位后，新技术、新业务开展项目。

附录

评价指标	评价要点	评价方法	分值	评分
一、科室管理			50	
1. 严格执行医疗卫生管理法律、法规和规章	（1）无非卫生技术人员从事诊疗活动	使用非卫生技术人员从事诊疗活动的，当月质控考评为0分	一票否定或倒扣分（做到打✓，做不到打×）	
	（2）无虚假、违法医疗广告	发布虚假、违法医疗广告的，当月质控考评为0分		
	（3）根据实际工作量及各岗位需求，科学合理配置医护人员和其他工作人员	不符合人事科、护理部规定要求的，酌情扣分		
2. 建立健全各项规章制度和岗位职责	（1）科室制定有健全的规章制度和各级各类员工岗位职责，重点是：儿科呼吸内镜室工作制度、查对制度、一次性医疗卫生用品管理制度、消毒灭菌效果监测制度；消毒隔离制度；交接班制度，职业安全防护制度；物品进出和管理制度；仪器管理制度等	科室规章制度、岗位职责不完善的，酌情扣分。核心制度缺失的，不得分；少1条扣1分	8	
	（2）本岗位的工作人员熟知其工作职责与相关规章制度。重点是《中华人民共和国传染病防治法》《医疗事故处理条例》《医院工作制度》《突发公共卫生事件应急条例》《医疗废物管理条例》《中华人民共和国护士管理办法》《医院消毒技术规范》《医院隔离技术规范》《麻醉药品和精神药品管理条例》《医院感染管理办法》《儿科呼吸内镜清洗消毒技术操作规范》	每月随机抽查医护人员1~2名，不熟悉相关制度者，酌情扣分	4	

（续上表）

评价指标	评价要点	评价方法	分值	评分
3. 医务人员严格遵守医疗卫生管理法律、法规、规章、诊疗护理规范和常规	医务人员在临床的诊疗活动中能遵循与其执业活动相关的主要法律、法规、规章、诊疗护理规范和常规	发现医护人员在诊疗过程中未能遵循医疗卫生管理法律、法规、规章、诊疗护理规范和常规的，酌情扣分	7	
4. 制定本科室突发事件应急预案（医疗和非医疗事件）及医疗救援任务	（1）制定有本科室突发事件应急预案和医疗救助预案	无相应预案的，不得分	7	
	（2）有与相关部门或上级主管部门的联系渠道	无联系渠道的，酌情扣分	5	
5. 建立卫生专业技术人员梯队建设制度、继续教育制度并组织实施	（1）科室有专业技术人员梯队建设目标、制度和实施措施	无科室梯队建设目标、制度和实施措施的，酌情扣分	7	
	（2）科室有专业技术人员继续教育的培训计划和实施目标	无科室继续教育培训计划和实施目标的，酌情扣分	6	
	（3）每年对本科室专业技术人员的专科技术、科研、继续教育进行考评	未进行考评的，不得分	6	
二、患者服务与持续改进			100	
1. 医疗服务的可及性与连贯性	（1）应尽力保持本专业患者检查前、检查中、检查后及健康教育和随访的连贯性	服务流程秩序混乱的，不得分	8	
	（2）各项医疗活动均符合法律、法规、条例、部门规章和行业规范的要求	未按要求执行的，不得分	8	

（续上表）

评价指标	评价要点	评价方法	分值	评分
1. 医疗服务的可及性与连贯性	（3）患者对镜下诊疗风险与处理措施等具体事宜有知情权	未按要求执行的，不得分	10	
2. 维护患者的合法权益	（1）患者及其法定代理人对病情、诊疗（手术）方案、风险与益处、费用等真实情况具有知情的权利，患者在知情的情况下有选择的权利	不尊重患者或其法定代理人知情权，违背患者或法定代理人意愿或选择的，不得分	10	
	（2）科室具有告知患者及其法定代理人真实病情及诊疗方案的义务，特殊检查、治疗和用药应签书面"知情同意"	无相应知情同意记录的，不得分；无患者或其法定代理人签字的，不得分	14	
	（3）保护患者的隐私权，尊重民族习惯、宗教信仰	泄露患者隐私，视其情节轻重酌情扣分	6	
3. 患者投诉与纠纷处理	科室应建立投诉渠道，并有专人负责处理投诉纠纷，并有记录及整改意见	科室未建立投诉渠道，无相应记录及整改意见的，不得分；记录或整改意见不完善的，酌情扣分	10	
4. 对患者及其家属进行健康教育和沟通	（1）医务人员应尊重患者的价值观和信仰以及维护患者及其家属权利	不尊重患者价值观或信仰，遭到患者或法定代理人投诉的，不得分	6	
	（2）科室应向患者及其家属提供相关疾病防治知识教育和指导，支持其参与诊疗活动	未向患者及其家属提供相应教育或指导的，不得分	6	

（续上表）

评价指标	评价要点	评价方法	分值	评分
5. 就诊环境管理	科室应尽力向患者提供清洁、舒适、安全的就医环境	环境脏乱，遭到患者投诉者不得分	6	
6. 患者评估	（1）科室负责对患者进行病情评估管理	无患者病情评估的，不得分	8	
	（2）患者病情病历中有记录，用于指导对患者的诊疗活动	住院病历中无记录的，不得分；记录不完善酌情扣分	8	
三、患者安全目标与持续改进			100	
1. 严格执行查对制度，准确识别患者的身份	（1）在各类诊疗活动中，必须严格执行查对制度，应至少同时使用姓名、性别、住院号3种方法确认患者身份	未执行查对制度的，不得分；不足3种识别方法者酌情扣分	12	
	（2）实施任何诊疗活动前，应与患者或其家属沟通，并签署知情同意书	未签署知情同意书的，不得分	16	
	（3）建立使用患者"腕带"作为标示，便于实施操作及其他诊疗活动时辨识病人及病人标本的有效手段	无识别标示的，不得分	12	
2. 防范与减少患者跌倒、坠床事件发生，防范与减少患者压疮发生	（1）病区应有警示标志和语言提示等，防止患者跌倒、坠床事件的发生	无相应警示标志的，不得分	10	
	（2）建立跌倒、坠床报告制度与措施，并有处理流程或预案	未建立相应评估与报告制度的，不得分	10	
3. 主动报告医疗安全（不良）事件，鼓励患者参与医疗安全活动	（1）医护人员应主动报告医疗安全（不良）事件	未主动上报医疗安全（不良）事件造成不良后果的，视其情节轻重酌情扣分	12	

（续上表）

评价指标	评价要点	评价方法	分值	评分
3. 主动报告医疗安全（不良）事件，鼓励患者参与医疗安全活动	（2）针对患者疾病诊疗，为患者及其家属提供相关的健康教育知识，协助患方对诊疗方案做出正确理解与选择	未对患者及其家属提供相应健康教育的，视其情况酌情扣分	16	
	（3）主动邀请患者参与医疗安全管理，尤其是患者在接受介入、手术等有创检查和治疗前及药物治疗时	未进行该项目的，酌情扣分	12	
四、急诊儿科呼吸内镜管理与持续改进			50	
加强急诊儿科呼吸内镜质量管理，不断提高急诊儿科呼吸内镜质量	（1）科室应设置相对独立的急诊儿科呼吸内镜场所，医务人员相对固定	抽查医护人员排班表，视其情况酌情扣分	6	
	（2）急诊儿科呼吸内镜项目能24小时满足临床需要。及时完成急诊儿科呼吸内镜报告	未在规定时间内出具报告的，视其情况酌情扣分	8	
	（3）急诊患者应当作为特殊患者（结核、肝炎、艾滋病患者），其使用过的儿科呼吸内镜应按规定延长消毒时间	未按规定执行的，不得分	8	
	（4）不断开展新的急诊儿科呼吸内镜项目，满足临床急诊需要	未按要求执行的，不得分	6	
	（5）急诊儿科呼吸内镜质量控制符合儿科呼吸内镜质量控制要求	未按要求执行的，不得分	12	
	（6）急诊儿科呼吸内镜的清洗消毒符合儿科呼吸内镜清洗消毒要求	未执行安全防护和医院感染防控相关要求的，酌情扣分	10	

（续上表）

评价指标	评价要点	评价方法	分值	评分
五、临床儿科呼吸内镜质量控制与持续改进			250	
1. 落实儿科呼吸内镜全程质量管理，确保检查质量	（1）儿科呼吸内镜诊疗前质量控制：①科室应制定各项"儿科呼吸内镜检查项目患者准备须知"，并在预约时间告知患者及相应临床科室；②检查项目预约时间不超过48小时；③科室对临床医师检查申请单进行审查；④做好儿科呼吸内镜介入前的药品、试剂及药物过敏试验准备；⑤做好药物、试剂过敏及麻醉意外等突发事件的抢救预案	未按照相关要求执行的，视其情况酌情扣分	40	
	（2）儿科呼吸内镜诊疗期间质量控制：①科室制定各专业检查项目操作流程及技术操作规范；②技术人员应严格执行儿科呼吸内镜检查标准流程和规范要求；③科室负责对儿科呼吸内镜诊疗程序进行评审和确认	未按照相关要求执行的，视其情况酌情扣分	40	
	（3）儿科呼吸内镜诊疗后质量控制：①儿科呼吸内镜检查结果审核、发放、评价和解释由专人负责；②儿科呼吸内镜检查后相关医疗废弃物按照《医院感染管理办法》要求进行处理；③儿科呼吸内镜诊疗完毕后，设备回复到起始功能状态	未按照相关要求执行的，视其情况酌情扣分	40	
	（4）建立差错及事故登记制度。对事故原因进行分析，有登记分析记录。重视临界事故，及时组织讨论，从中吸取教训，提高诊疗质量	未建立相应事故登记不得分，记录不完善，视其情况酌情扣分	30	

（续上表）

评价指标	评价要点	评价方法	分值	评分
2. 及时发放儿科呼吸内镜诊疗报告，提高儿科呼吸内镜诊断质量	（1）儿科呼吸内镜诊疗报告发放及时，诊断准确，书写规范	未及时发放报告的，不得分	10	
	（2）对错误的诊断报告有上级医师的更正重新报告及签名	未按规定执行的，不得分	10	
	（3）对疑难病变，应进行儿科呼吸内镜医师会诊，集体读片讨论或请示上级医师做出诊断	未按规定执行的，不得分	10	
	（4）定期开展临床随访，科主任或专业负责人至少每半年向临床主动征求意见，提供改进服务，满足临床工作需求	未按规定执行的，不得分	10	
3. 加强儿科呼吸内镜诊疗患者围麻醉期管理，保障医疗安全	（1）儿科呼吸内镜室应设立麻醉复苏室，消毒灭菌和空气净化要符合《医院感染管理办法》	未达要求的，酌情扣分	6	
	（2）科室应配备心电监护仪、供氧设备、各种常见用药及急救药品箱，并制定突发麻醉意外等事件的应急预案	无应急预案的，不得分	6	
	（3）麻醉期间输血、输液应严格按照输血、输液相关要求规范执行	未按规定执行的，不得分	6	
	（4）医疗废物、废水进行无害化处理	未按规定执行的，不得分	6	
	（5）对在麻醉下行儿科呼吸内镜检查的患者必须送往麻醉复苏室内留观	未按规定执行的，不得分	6	

（续上表）

评价指标	评价要点	评价方法	分值	评分
3. 加强儿科呼吸内镜诊疗患者围麻醉期管理，保障医疗安全	（6）患者在复苏室留观期间必须在麻醉医师的诊断和指导下，由专职护理人员管理	未按规定执行的，不得分	6	
	（7）患者必须在麻醉医师和相关医师共同商量认可后，确定达到离院标准方可离院	未按规定执行的，不得分	6	
4. 认真做好设备、仪器的保养、校准和试剂的管理，加强危险品控制	（1）建立科室仪器校准、保养操作规程，并有完整的校准、保养记录	无相应校准、保养记录的，不得分	4	
	（2）科室应有专人负责设备、仪器的保养及校准	未按规定执行的，不得分	4	
	（3）要求强检的计量器具应定期强检，及时淘汰验定不合格的设备	未按规定执行的，不得分	5	
	（4）对需要校准的仪器和对临床检查结果有影响的辅助设备定期进行校准	未按规定执行的，不得分	5	
六、儿科呼吸内镜消毒管理与持续改进			50	
1. 儿科呼吸内镜使用管理	（1）进行儿科呼吸内镜诊治前，必须对患者做乙肝表面抗原（HBsAg）等传染病过筛检查	未按要求执行的，不得分	8	
	（2）凡 HBsAg 检查结果阳性的患者或非特异性肠炎患者等应使用专用儿科呼吸内镜；无条件使用专用儿科呼吸内镜的应将此类患者安排在每日检查的最后，并单独进行特殊的消毒灭菌处理	未按要求执行的，不得分	7	

（续上表）

评价指标	评价要点	评价方法	分值	评分
1. 儿科呼吸内镜使用管理	（3）急诊患者应当作为特殊患者（结核、肝炎、艾滋病患者），其使用过的儿科呼吸内镜应按规定延长消毒时间	未按要求执行的，不得分	8	
	（4）血液病原微生物指标检测有效期为 6 个月，超过期限应重新检测	未按要求执行的，不得分	7	
	（5）为保证儿科呼吸内镜的清洗消毒质量，应根据各类儿科呼吸内镜清洗消毒所需时间，严格限定诊疗人数。如用 2% 碱性戊二醛消毒，则每条胃镜每 4 小时的诊疗人数不得超过 10 人	未按要求执行的，不得分	7	
	（6）工作人员操作或清洗儿科呼吸内镜时，应穿防渗透工作外衣，戴橡胶手套，配备防护镜和面罩，工作人员应接种乙肝疫苗。手套应在每例患者诊疗后更换，脱去手套后应洗手，必要时消毒双手。需灭菌处理的儿科呼吸内镜应按手术室要求进行穿戴和消毒	未按要求执行的，不得分	7	
2. 儿科呼吸内镜室基本要求	儿科呼吸内镜室的布局合理，室内各功能区标志明确，界限清楚。清洗消毒室必须单独设置	未按要求执行的，不得分	6	

思考题

开展儿科支气管镜诊疗技术，需具备哪些医疗专业技术人员？

（撰写者：南京医科大学附属儿童医院赵德育、唐珩）

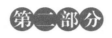

技术规范

第三章　支气管镜介入诊疗的应用解剖学

第一节　小儿上呼吸道的应用解剖及病理生理特点

以环状软骨下缘为界，呼吸道分为上呼吸道和下呼吸道。呼吸道是机体和外界进行气体交换运输的通道，上呼吸道包括鼻、咽、喉，对吸入的气体具有过滤、加温、加湿，以及免疫防御等功能。儿童各系统处在不断生长和发育过程中，儿童呼吸道与成人相比有所不同，不同年龄段、不同性别和体型的儿童呼吸道也存在差异。

一、鼻

鼻可分为外鼻（external nose）、鼻腔（nasal cavity）和鼻旁窦（paranasal sinuses）三部分。软式支气管镜常经鼻进镜，少部分经口、经气管插管、经喉罩或气管切开后置入的气管套管进镜。

外鼻为颜面中央隆起的器官。由鼻骨、各种鼻软骨、鼻肌和外鼻皮肤构成，形如倒置的锥体，上端较细为鼻根，往下为鼻梁，远端为鼻尖。

新生儿期，鼻的发育与面部相适应。面下部在发育上相对落后，外鼻支架骨和软骨发育较差或不发育。因此，新生儿的鼻较成人鼻短、扁，而且相对较宽，鼻根低，鼻梁不明显，鼻尖不清楚，鼻孔呈斜卵圆形。

幼儿2岁时，鼻软骨迅速发育，鼻梁、鼻背和鼻翼可分辨。但鼻骨仍为软骨，鼻根仍呈扁塌状。7~8岁时，鼻的外形接近成人。到青春期时过渡到成人状态，外鼻和面部迅速发展。

鼻腔分鼻前庭（nasal vestibule）和固有鼻腔（nasal cavity proper）两部分。鼻前庭皮肤与固有鼻腔交界处为鼻内孔，为阻力最大处。其外侧壁有弧形隆起，是鼻前庭最狭窄处。鼻腔始于鼻前庭，前起前鼻孔，向后经鼻内孔（choanae，posterior nasal apertures）与鼻咽部相通。（见图3－1）

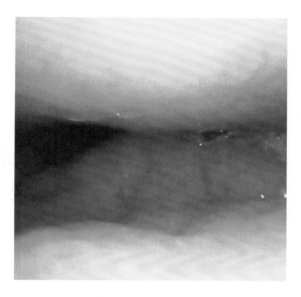

图3－1　鼻部及咽喉

小儿鼻前庭的黏膜无鼻毛，富于皮脂腺及汗腺，是疖肿的好发部位之一。由于此处缺乏皮下组织，皮肤直接与软骨膜紧密相贴，发生疖肿时，疼痛较为剧烈。小儿鼻腔黏膜柔嫩，血管丰富，易出血，若置入鼻咽吸氧管、进镜时操作粗暴，不按鼻道循腔进入，患儿疼痛明显，易引起黏膜损伤和出血。小儿鼻腔的高度、长度和宽度的发育有一定的周期性，并与相邻器官的发育密切相关。一般来说，从出生到成人，鼻的发育有三起两落，即出生到1岁发育迅速，后渐缓。至学龄前再迅速发育，几乎达出生时的2倍，再缓慢发育。青春期后又出现一个高峰，为出生时的近3倍。

鼻腔被鼻中隔分为左右两侧，每侧鼻腔包括鼻前庭和固有鼻腔，鼻中隔是鼻腔的隔障。新生儿的鼻中隔很低，居正中线者较少，往往偏向一侧，尤以偏向右侧者居多，使两个鼻孔不等大。鼻中隔轻度偏曲属正常状态，鼻中隔严重弯曲时可出现鼻出血、鼻塞、头痛，妨碍鼻窦引流和鼻咽管通气，引起鼻窦和耳内疾病。

　　鼻中隔外侧由小至大有上、中、下三个穹隆结构突入鼻腔，该结构称作鼻甲，同时形成上、中、下三个鼻道，每一个鼻甲的下面有鼻旁窦开口。上鼻甲位于鼻中隔外侧壁的后上方，其位置最高，体积最小；婴幼儿内镜下不易看到。中鼻甲在筛骨外侧。下鼻甲为卷曲状的独立骨片。上、中、下鼻甲的存在增加了鼻黏膜和毛细血管的面积，有利于吸入气体的迅速加温，使吸入气体通过时呈湍流。这些结构使大于 5 微米的颗粒及异物被阻挡而不能进入气道内。鼻黏膜丰富的毛细血管网，使吸入空气很快被湿化和加温，但当遭遇感染或过敏源刺激时也易引起鼻部毛细血管网充血。特别是小婴儿，很容易鼻塞而影响呼吸。临床上称为"Little 氏区"（Little's area）的部位，是在鼻中隔的下部。该区也称"易出血区"，该处毛细血管轻微损伤极易鼻出血。

　　乳儿的鼻道不很清晰，呼吸时一般只能利用总鼻道，气体在鼻中隔与鼻甲之间的间隙通行。下鼻道在 3 岁时对呼吸略有帮助，中鼻道在 4 岁时被完全利用，到 7 岁时整个鼻道被完全利用。平对两侧下鼻甲，各有一个三角形的漏斗样开口，称咽鼓管咽口（pharyngeal opening of auditory tube），下鼻甲肥大可妨碍咽鼓管通气引流而致耳鸣、听力下降等症状。

　　鼻道内有鼻旁窦及鼻泪管开口。鼻旁窦为鼻腔周围含有空气与鼻腔相通的骨腔，共有四对，又称副鼻窦，呈左右对称排列，依其所在骨的部位分别称额窦（frontal sinus）、筛窦（ethmoidal sinus）、蝶窦（sphenoidal sinus）和上颌窦（maxillary sinus）。各鼻旁窦被大小不同的骨隔或黏膜皱襞隔成二到数个小房。其中筛窦分前、中、后小房。筛窦的前中小房、额窦及上颌窦开口于中鼻道，筛窦的后小房开口于上鼻道，蝶窦开口于蝶筛隐窝。

二、咽

　　咽（pharynx）分为鼻咽（nasopharynx）、口咽（oropharynx）和喉咽（laryngopharynx）三部分。咽向前与鼻腔、口腔和喉相通，向后与第 1、2 颈椎相邻，咽顶部是颅底，咽底端在环状软骨水平与食管口连接。咽腔

（cavity pharynx）的最宽部位是鼻部，最窄部位是喉部与食管相移行处。鼻咽、口咽和喉咽三部分相互交接处也为缩窄部。咽腔是呼吸道中连接鼻腔与喉腔（laryngeal cavity）之间的要道，也是消化道从口腔到食管之间的必经之路。因此，咽腔是呼吸道与消化道共用的一段管腔。（见图3－1）

上咽部（也称鼻咽）上起自颅底，下止于软腭游离缘，其前方经后鼻孔通向鼻腔，下方通向口咽。上咽顶的后壁有腺样体。在鼻咽的两侧各有一个咽鼓管开口（也称"欧氏管"，eustachian tube），该管与鼓室相通。咽鼓管的作用是维持内耳气压与大气相通，以保证听觉清晰。乳儿的耳咽管宽，直且短，呈水平位。外耳道也短，易逆行感染引起中耳炎。

咽鼓管开口的后方有一隆起，称作咽鼓隆枕，也就是咽鼓管隆突。咽隐窝（pharyngeal recess）是隆突后上方的一个凹陷，是成人鼻咽癌的好发部位。由于咽隐窝邻近破裂孔，因此，鼻咽部的恶性肿瘤可经此入颅。

儿童咽部淋巴组织丰富，形成咽淋巴环，具有免疫防御功能，是消化道和呼吸道非常重要的保护屏障。咽淋巴环可分为内环和外环：内环由咽扁桃体（又称"腺样体"）、咽鼓管扁桃体、腭扁桃体（又称"扁桃体"）、舌扁桃体、咽侧索、咽后壁淋巴滤泡及喉扁桃体组成，内环淋巴组织在12岁前增生显著，青春期后开始退化；外环由咽后淋巴结、下颌角淋巴结、下颌下淋巴结、颏下淋巴结组成。外环和内环相连，与颈部淋巴结和颈深淋巴结相续。咽扁桃体和腭扁桃体增生过度肥大，会引起阻塞性睡眠呼吸功能障碍，造成腺样体面容、慢性缺氧等一系列机体损害。

口咽部上起自软腭游离缘，连接鼻咽，下达会厌（epiglottis）上缘，通向喉咽至喉。软腭后部与舌根之间的腔称为咽门（fauces）。由悬雍垂、软腭游离缘、舌背、腭舌弓及腭咽弓形成咽颊。悬雍垂悬于软腭，是气道中央的标记。腭咽弓沿口咽腔的侧壁下行，逐渐消失于咽侧壁。腭咽弓与前方腭舌弓之间构成扁桃体窝，容纳腭扁桃体。腭扁桃体在6个月以后开始发育。

喉咽部起自第4颈椎，止于第6颈椎，位于喉部后方，向前通喉腔，上连口咽，下接食管，是由软骨及韧带肌肉等组成的肌肉组织管，上宽下窄形似漏斗。甲状软骨在喉咽部前，环状软骨在喉咽部后。

环状软骨上缘连接食道处是咽部最狭窄处，气管插管或支气管镜检通过此部位时很容易损伤黏膜和声带，造成声带麻痹、会厌狭窄等。

环甲膜位于甲状软骨和环状软骨之间，前无坚硬遮挡组织（仅有柔软的部分甲状腺组织），后通气管，仅为一层薄膜，周围无重要血管、神经和组织器官。环甲膜穿刺是上呼吸道急性梗阻时有效而赢得时间的急救方法之一。当需要气管切开时，在此部位施行较颈部气管为好，因气管较深且周围血管组织多易出血。

在咽门下方，喉上部介于舌根至会厌前面有舌会厌正中襞，舌会厌外侧襞，以及在皱襞之间形成的空隙，称会厌谷。咽喉两侧为梨状窝（pyriform sinus），是异物停留的常见部位。两侧梨状窝之间环状软骨板的后方称为环状后隙。

三、喉

喉，又称喉头，位于气管顶端，包括会厌、喉腔、声襞（vocal fold，又名"声带"）、前庭襞（vestibular fold）以及喉室（ventriculus laryngis）。喉由单一的甲状软骨（thyroid cartilage）、环状软骨（cricoid cartilage）、会厌软骨（epiglottic cartilage）和成对的杓状软骨（arytenoid cartilage）、小角软骨（corniculate cartilage）及楔状软骨（cuneiform cartilage）共9块喉软骨构成支架。

喉的上口叫喉口（aditus larynges），由会厌软骨上缘、杓状会厌襞和杓状软骨间切迹围成。出生时两个小角结节多互相接触，使杓状软骨间切迹呈闭合的裂隙，两个小角结节至乳儿期以后才逐渐离开。楔状结节肥大而明显突出，且左右两个很靠近，与会厌之间形成一闭合袋。乳儿期该闭合袋已开放，以后逐渐退缩成为扁平的隐窝，两个楔状结节也渐渐地相互离开，突起不再那么明显，并且逐渐向后移，使喉口也渐向下开放。

由于会厌向后倾，故其入口平面与声襞平面构成一个向后开放的锐角（成人则为直角）。

喉口的下方称作喉腔。喉腔是呼吸道最狭窄的部位，在小儿尤为明显。喉腔借前庭裂和声门裂分为上部的喉前庭，下部的喉下腔及中间部的喉中间腔。喉中间腔向两侧突出的间隙称为喉室。喉室内有声带，是发音器官。声带之间的裂隙称作声门，声门裂发育过程中，声带部和软骨间部二者的发育是不平衡的，出生时声门裂长约 6.5mm，其膜间部和软骨间部分别为 3.0mm 和 3.5mm；当 1 岁时，声带发育至 8mm，膜间部仍为 3mm。以后膜间部增长较快而声带发育相对慢。声门裂在 3 岁时长约 10mm，成人达 24mm 左右。声门下区（喉腔环状软骨水平）是小儿气道最狭窄处，声门是成人气道最狭窄处。（见图 3-2）

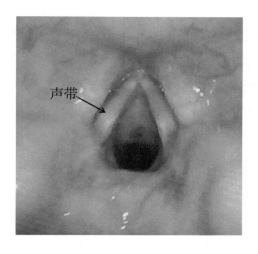

图 3-2　声门

喉腔声门入口处形似三角。小儿的喉腔呈漏斗形，幼儿声门高度约为底部横径的 2 倍。声门以下至环状软骨以上是小儿呼吸道最狭窄处。喉腔的位置随年龄的增长而下移：新生儿喉口的位置较高，声门相当于第 3～4 颈椎水平。婴儿喉的位置相当于第 1、2 胸椎交界处至第 4 颈椎下缘平面之间。6 岁时，声门降至第 5 颈椎水平，仍比成人高。喉腔的最狭窄部位在咽与食管相移行部的咽腔，咽腔约位于颈前正中，会厌软骨至环状软骨下缘之间。

正常人呼吸时，喉向下，会厌向前，声带外展扩大腔径，会厌声门开放，使吸入气道阻力减低。吞咽、咳嗽和屏气时，会厌关闭喉顶，声门会关闭，使食物不会被误吸入气管。

小儿喉部组织娇嫩，软骨柔弱，黏膜及黏膜下组织松弛，含有丰富的血管和淋巴组织，轻微的炎症或刺激极易引起喉部黏膜下组织肿胀。当小儿喉腔内黏膜肿胀 1mm 时，其声门入口因黏膜肿胀，通气面积就会减少到原面积的 35%，导致喉梗阻。

第二节　小儿下呼吸道的应用解剖及病理生理特点

下呼吸道从环状软骨下缘开始，至隆突（气管杈）部分为气管（第0级），从左右主支气管（第 1 级）至肺泡约有 24 级分支。支气管经肺门入肺，分为叶支气管（第 2 级），右肺 3 支、左肺 2 支。叶支气管分为段支气管（第 3～4 级），左肺 8 支、右肺 10 支。段支气管反复分支为小支气管（第 5～10 级），继而再分支为细支气管（第 11～13 级），细支气管又分支为终末细支气管（第 14～16 级）。从叶支气管至终末细支气管为肺内的导气部。终末细支气管以下的分支为肺的呼吸部，包括呼吸性细支气管（第 17～19 级）、肺泡管（第 20～22 级）、肺泡囊（第 23 级）和肺泡（第 24 级）。发自气管的各级支气管支，管腔越来越细，分支越来越多，类似倒置的一株大树，故被称为支气管树（tracheobronchial tree）。（见图 3－3）

根据气管、支气管的生理功能，临床上将其分为：传导性气道（第0～16 级气管、支气管）和呼吸性细支气管。

传导性气道是指从总气管到终末细支气管（第 14～16 级细支气管）的气管、支气管树分支。

呼吸性细支气管是指第 17～19 级细支气管。从呼吸性细支气管继续分支到毛细支气管，也称为呼吸性毛细支气管、肺泡管、肺泡囊及肺泡，数目可达 3 亿支。呼吸性细支气管最终止于肺泡，完成气管分支。

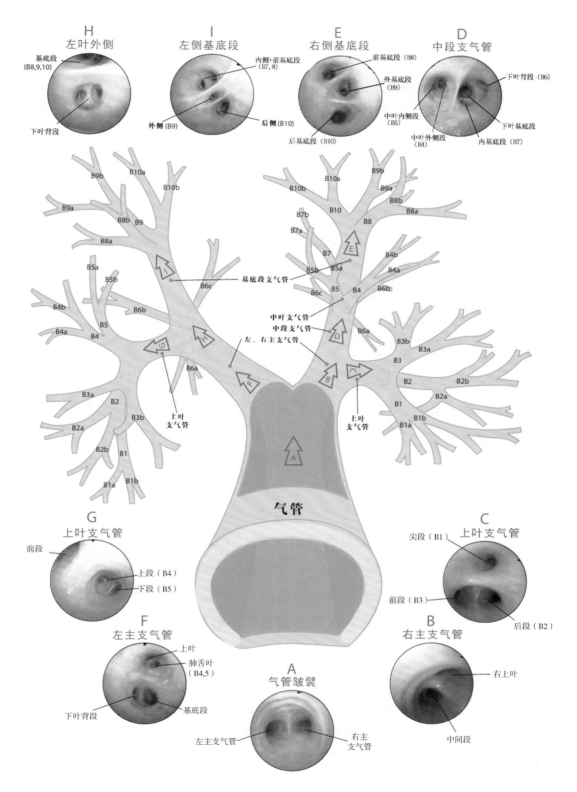

图 3-3 支气管树（气管镜下解剖图）

呼吸性细支气管除了与肺泡相通外，细支气管之间有侧管（lambert canal）相通。每个呼吸性细支气管有 4～11 个侧通管，侧通管的直径为 1～30μm。侧通管在维持肺的呼吸功能上具有重要作用：当呼吸性细支气管由于炎症或其他因素被阻塞时，侧通管起到代偿作用，执行其功能。因此，这些毛细支气管既是气体通道，也具有气体交换的功能，与肺泡同为换气的部分。

小儿气管、支气管的特点是：气道短，管腔窄；气管软骨柔弱，支撑力不足；气管黏膜血管丰富；管腔弹性组织发育差；纤毛功能相对较弱。因此，小儿容易发生呼吸道感染。

与成人相比，小儿的先天性气管—支气管发育异常、先天性气管—食管瘘、气管—支气管软化、气管—支气管内异物等疾病较为多见。

一、气管（第 0 级气管）

气管（trachea）是一个上起自环状软骨下缘，紧接喉下段的软骨膜性管。气管上接喉，下至胸骨角平面分叉。体表位置相当于第 6 颈椎水平至胸椎上缘。气管由 16～20 个 C 形软骨环以及平滑肌和结缔组织构成。气管的 C 形软骨缺口向后，软骨环起支撑作用，约占气管周径的 2/3，软骨环之间由结缔组织和平滑肌连接，构成气管膜部（tracheal membrane）。平滑肌控制气管管径的舒缩。

气管基本处于正中线与胸骨柄相对。气管以胸骨柄上缘平面为界，分颈段（cervical portion of trachea）和胸段（thoracic portion of trachea）两部分。成人的气管位于颈部与胸内各占一半。气管的颈段比较粗，位置表浅。在颈前正中线处的喉部下行至颈下部位置渐深。气管的胸段完全位于上纵隔，前有胸腺、左头臂静脉、主动脉弓，后有食管。气管的下段略向右侧偏移，小儿主要因右肺有较大的牵引力牵拉而右移，成人多被主动脉弓略推向右侧。

气管与周围组织的关系较疏松，结构固定不牢。因此，气管两端均有一定的活动范围。当肺、淋巴结、胸膜腔病变时，可牵拉或压迫气管，导致气管易位。当头后仰时，气管的位置上升。沿气管正中线可扪到气管环、环状软骨、喉结和舌骨。做气管切开手术时，要保证使气管固定于正中矢状位，不至于因气管活动度大而影响手术操作。因此，需要将病人的头后仰，保证下颏、喉结及颈静脉切迹处于一条直线上。儿童气管较细软，头稍有转动，气管即不易扪到，因此固定头位更重要。

气管具有舒缩性，使得气管在吸气时伸长且变粗，呼气时复原。气管的舒缩性也有利于食管的扩张和食团的顺利入胃。

气管的长度和口径因年龄、性别和呼吸状态的不同而异。成人的气管长 10～12cm，由切牙至分叉处则长约 27cm。气管左右直径 2～2.5cm（横径比矢径大 25%），前后直径为 1.5～2cm。

小儿气管的长度依年龄、身高而不同。1965 年，郝文学测量 50 具新生儿尸体气管长度：最长 6.0cm，最短 2.1cm。78% 的足月儿气管长度为 3.5～5cm。气管长度在活体较尸体为长，主要与呼吸的深浅、膈肌上下的活动有关。18 个月内小儿气管的长度如表 3－1 所示：

表 3－1　18 个月内小儿气管的长度

年龄（月）	长度范围（cm）	平均长度（cm）
新生儿～3	5.0～7.5	5.7
3～6	5.5～8.0	6.7
6～12	6.0～9.0	7.2
12～18	7.0～9.0	8.1

表 3－2　儿童、婴儿气管与支气管的直径

器官	气管与支气管的直径（cm）	
	儿童	婴儿
气管	0.8～1.1	0.6～0.7
右支气管	0.7～0.9	0.5～0.6
左支气管	0.6～0.8	0.4～0.5
声门	0.8～1.0	0.5～0.6

气管横径在 2 岁以前为 0.5 ~ 0.9cm，2 ~ 10 岁为 0.7 ~ 1.5cm，见表 3 - 2。从新生儿到成人，气管的长度增加 3 倍，直径增加 4 倍，见表 3 - 3。

表 3 - 3　活体测量 8 岁以下小儿气管长度　　　　　单位：cm

年龄	<7 个月	7 个月~	1 岁~	2 岁~	3 岁~	4 岁~	5 岁~	6 岁~	7 岁~8 岁
长度（男）	6.6±0.3	6.8±1.1	7.1±1.1	7.3±1.2	7.6±1.2	8.5±0.3	8.5±0.6	9.1±0.8	9.4±0.2
长度（女）	6.4±0.4	6.2±1.2	7.1±0.9	7.2±0.7	7.6±0.3	8.3±0.3	8.6±0.6	9.0±0.3	9.1±0.3
均长	6.5±0.4	6.5±1.2	7.1±1	7.3±1	7.6±1.3	8.4±0.3	8.6±0.6	9.1±0.5	9.3±0.3

资料来源：胡亚美，江载芳．诸福棠实用儿科学．7 版．北京：人民卫生出版社，2002：1143.

气管、支气管随年龄的增长而逐渐成长。儿童支气管的生长在出生后第一年最快，右主支气管比左主支气管生长更快；以后变慢，但在 14 ~ 16 岁时又增长加快。

小儿气管的横径也随年龄和个体的不同而有差异，在不同的解剖平面也有区别。气管的横径大于前后直径，这两个径在成长过程中保持 1∶0.7 的比例，均衡地增大。1 ~ 5 岁小儿气管前后径、左右径及从上切牙至隆突的距离见表 3 - 4。

表 3 - 4　5 岁前小儿气管前后径、左右径及从上切牙至隆突的距离

年龄（岁）	前后径（cm）	左右径（cm）	上切牙至隆突（cm）
<1	0.51	0.60	12.7
1	0.57	0.66	13.3
2	0.64	0.71	14.0
3	0.70	0.75	15.0
4	0.72	0.81	15.7
5	0.79	0.84	16.0

气管的位置及长度受人的体位变化和运动的影响。如头部前曲时，环状软骨只能超出胸骨柄上凹1cm，而头后仰则可超过7cm。吞咽时气管的颈段可上移3cm，而隆突只上升1cm。仰卧位呼气时，总气管的分叉部位于第5胸椎水平上端，而俯卧时隆突可前移2cm。吸气时，隆突除下移一个脊椎水平外，还从脊椎向前移3cm。

二、主支气管（第1级支气管，也称左、右主支气管）

主支气管（principal bronchus）管壁的构造与气管相同，由马蹄状软骨环作为支架结构，软骨环较气管的小，而膜壁较气管的大，其远端软骨变稀疏和不规则。

主支气管左右各一，在第5胸椎平面分成65～80度角，称气管杈交角，其大小与胸廓的形状有关，胸廓宽短则夹角较大，反之则小。

右主支气管（right principal bronchus）有3～4个软骨环，较粗壮，自气管杈向右下延行，恰似气管的直接延续。右主支气管与气管中线构成25～30度角，比较陡直，异物易于落入其中。同时，支气管镜或气管插管时易置入右支气管。右主支气管有分裂现象，位置不规律。右主支气管约在第5胸椎处经右肺门入肺，分为上、中、下叶支气管（第2级支气管）。（见图3-4）

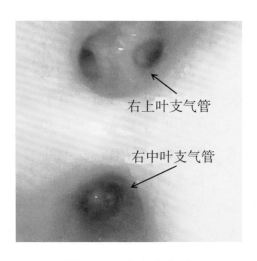

右上叶支气管

右中叶支气管

图3-4 右主支气管

左主支气管（left principal bronchus）比较细长，与气管中线构成 50 度角，略成水平趋向，左主支气管自气管的侧方分出。左主支气管有 7 ~ 8 个软骨环，较右主支气管细长，由气管杈起始向左下外方约在第 6 胸椎处经左肺门入左肺，与气管中轴延长线的夹角为 40 ~ 50 度，分为上、下叶支气管。主动脉弓绕过左主支气管中段的上方，在气管镜检查时，可见主动脉弓的搏动。

三、肺叶支气管（第 2 级支气管）

左、右主支气管在肺门处以肺叶分级的支气管叫肺叶支气管（lobar bronchi）。右肺分为三叶，即上、中、下叶；左肺分为两叶，即上叶及下叶。左肺虽无中叶，左肺上叶前下部称为舌叶，相当于右肺中叶。

左主支气管进入左肺门后，由前外侧壁发出左上叶支气管（left superior lobar bronchus）。左主支气管发出上叶支气管后继续下行进入下叶，称为左下叶支气管（left inferior lobar bronchus）。由于上、下叶 2 支均位于左肺动脉下方，故又称动脉下支气管支。

左上叶支气管开口于左主支气管下段前外侧壁，呈弧形弯曲向前外方继续分支，分为左上叶上支气管（又称升支）和左上叶下支气管（又称降支）。左上叶上支气管较短，为左肺上叶的固有支，分布于左肺上叶的上部，范围与右肺上叶相当。左上叶下支气管起自左上叶支气管的前下部，与左主支气管并行向前下外侧方，下支分布于左肺小舌，故又称舌支气管。左上叶支气管与左主支气管之间构成约 110 度角，其分布范围相当于右肺的上叶支气管及中叶支气管。由于左主支气管位于肺动脉下方，故左上叶支气管比右上叶支气管长，其开口部位也较右肺上叶支气管低。左上叶支气管常可见的变异有：左上叶的上支和舌支各自单独由左主支气管分出；由于前支的移位，使左上叶支气管形成三分支；由于前支分裂或尖支分裂，使上支分裂成三支型等。

左下叶支气管为左主支气管的延续，进入左肺下叶。

右主支气管进入右肺门后，由右外后侧壁发出短的右上叶支气管（right superior lobar bronchus），于肺动脉右支的上方进入上叶，开口部可

能与隆突等高，其长轴与右主支气管之间约成直角，向外上方行进，入右肺上叶后多数分为三支。（见图3－5）

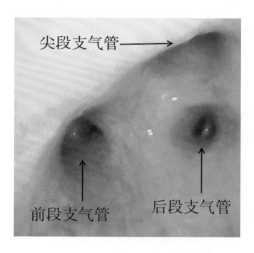

图3－5　右上叶支气管

右主支气管发出上叶支气管后继续下行，延续成为叶间干进入斜裂。上叶支气管至中叶支气管起点之间的主干称为叶间干，右中叶支气管（right middle lobar bronchus）为起自叶间干前壁的支气管。右中叶支气管短而细，其起点周围有三组淋巴结，分别位于它的前、外、内三面。当慢性病发生淋巴结肿大时，可从前、外、内三面压迫右中叶支气管，使其逐渐闭塞，严重时发生右肺中叶膨胀不全。（见图3－6）

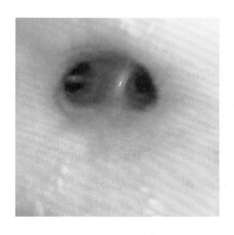

图3－6　右中叶支气管

右下叶支气管（right inferior lobar bronchus）为右主支气管的延长部分。叶间干前壁发出右中叶支气管后行向前下外方进入右肺下叶，成为右下叶支气管。右下叶支气管开口于右中叶支气管后下方，比右中叶支气管开口对侧略低。（见图 3 – 7）

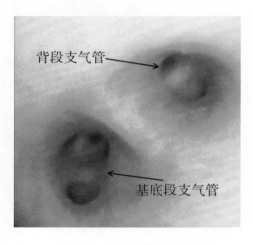

图 3 – 7　右下叶支气管

四、肺段支气管（第 3 级支气管）

肺段支气管（segmental bronchi）的分支形式和有关动静脉的分支形式，可有多达 20 种或更多的变异。这是由于在早期胚胎发生时，段支气管或亚段支气管常可有异常的起源，围绕支气管的动脉丛也常可发生异常支或副支。

每一叶支气管经肺门入肺后，再分为肺段支气管。左肺由于段支气管往往出现共干——例如尖段与后段，内基底段与前基底段，常有一个共干的段支气管分布——故分为 8 个肺段支气管或 10 个肺段支气管。

（一）左肺段支气管

左上叶上支气管发出后，分为两支，即尖后段支气管（apicoposterior segmental bronchus，简称 B^{1+2}）与尖前段支气管（anterior segmental bronchus，简称 B^3）。也有分为三支的，即尖段支气管（B^1）、后段支气管（B^2）和前段支气管（B^3）。（见图 3 – 8）

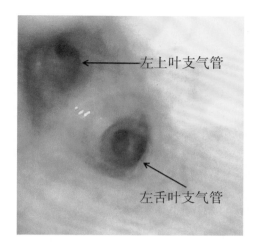

图 3 - 8　左上叶上支气管

左上叶下支气管又称舌段支气管。分布于左肺上叶的前下部（左肺小舌尖部），相当于右肺中叶的范围。舌段支气管绝大多数分成二支段支气管，分别称为上舌段支气管（靠外）和下舌段支气管（靠内下）。

上舌段支气管（superior lingular bronchus），简称 B^4，分布于左肺小舌根部的肋面和内侧面及斜裂面的中部。

下舌段支气管（inferior lingular bronchus），简称 B^5，分布于左肺小舌尖部。

左下叶段支气管来自左主支气管的延续，左主支气管进入左下叶后，继续向后外侧分出上段支气管（superior segmental bronchus），也称下叶背支（下叶尖支）气管，简称 B^6，此支多分为 2 支或 3 支（亚段）支气管。分布于左肺下叶的尖端部分，面积大小不一，可占左肺下叶的 1/2 或 1/3 或 2/3 不等。

在左支气管下叶上段支气管起点的下方，发自基底段支气管一小的额外支为亚上段支气管，分布于上段支气管和基底段支气管间的肋面。此支有的只出现于一侧，有的两下叶肺均有或均无。（见图 3 - 9）

左主支气管下行分出下叶上段支气管后再发出的各分支，称基底段支气管（basal segmental bronchus）。基底段支气管由内逆时针方向再分出内基底段支气管、前基底段支气管、外基底段支气管及后基底段支气管。

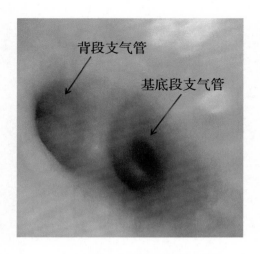

图 3-9　左下叶支气管

内基底段支气管（medial basal segmental bronchus）又称心段支气管，简称 B^7，多与前基底段支气管共干，分布于左肺下叶肋面的前下部和膈面，其内侧有肺韧带为与后基底段的分界线。

前基底段支气管（anterior basal segmental bronchus）简称 B^8，起于基底段支气管的前外侧面，向前下方行进，分布于左肺下叶前面的下部和邻近肋面。前基底段支气管与内基底段支气管共干占绝大多数，故前内基底段支气管（B^{7+8}）为左下叶支气管的正常分支类型。

外基底段支气管（lateral basal segmental bronchus）简称 B^9，起于基底段支气管的末端，向前外下行进，继续分出亚段支气管分布于肋面的中下部及邻近的膈面。

后基底段支气管（posterior basal segmental bronchus）简称 B^{10}，也起于基底段支气管的末端，比较恒定和粗大，好似基底段支气管的直接连续，向后外侧行进，分布于下叶后部的2/3，即肋面和膈面的后部及内侧面的下部。后基底段支气管与外基底段支气管共干占64%。

（二）右肺段支气管

右肺的段支气管比较恒定，分为 10 个肺段支气管，即上叶分成 3 段，中叶分成 2 段，下叶分成 5 段。

尖段支气管（apical segmental bronchus，B^1），来自右上叶支气管三个开口之一的内侧支，斜向外上方弯曲，分布于肺尖。此处通气较其他部位差，常为肺结核的好发部位，其又由于引流通畅，不易形成肺空洞。

后段支气管（posterior segmental bronchus，B^2），来自右上叶支气管三个开口之一的后侧支，向后外并稍偏向上方，分布于右肺上叶的下部，为肺脓肿的好发部位。

前段支气管（anterior segmental bronchus）简称 B^3，来自右上叶支气管三个开口之一的前侧支，行向前下方，分布于右肺上叶的前下部。

右中叶支气管进入中叶后大多数分为内外两支，分别称为外侧段支气管和内侧段支气管。少数为上下位开口，如同左肺上叶的舌叶。（见图3–10）

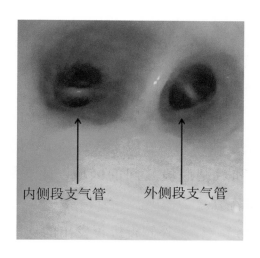

内侧段支气管　　外侧段支气管

图3–10　右中叶支气管

右中叶外侧段支气管（lateral segmental bronchus）简称 B^4，伸向外侧，分布于中叶支气管的外侧部。

右中叶内侧段支气管（medial segmental bronchus）简称 B^5，伸向前下方，分布于中叶支气管的内侧部。

右下叶支气管进入下叶后首先由右下叶支气管的后外侧后壁发出上段支气管（superior segmental bronchus），也称右下叶背段支气管（下叶尖支），简称 B^6 ，是下叶支气管分支中的大支。其起始部与右中叶支气管起始部相对峙，先作水平行进，再向后上方弯曲，分布于右肺下叶的上部。（见图 3 – 11）

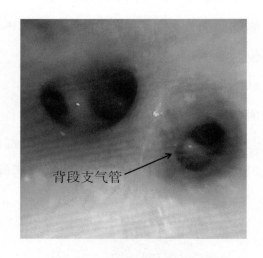

图 3 – 11　右下叶背段支气管

亚上段支气管，为右肺下叶基底段支气管分出的额外支。由右肺下叶基底段支气管的后壁或内侧基底段支气管起始部的稍下方发出。分布于上段与外基底段和后基底段之间的区域，此支的出现率为 38% 或 48% ，可不存在，如存在多为一支。

右肺下叶主干继续向后下外侧行进再发出的支气管，总称基底段或基底干支气管。基底段支气管顺时针方向分别称为内基底段、前基底段、外基底段及后基底段支气管。（见图 3 – 12）

内基底段支气管（ B^7 ），起始于基底段支气管的内前壁，向下内方行进，分布于右肺下叶的内侧部肺门以下的部位。

前基底段支气管（ B^8 ），多数直接起于基底段支气管的前外侧面，向前下方行进，分布于右肺下叶前面的下外侧部和邻近膈面及肋面的下部。

外基底段支气管（ B^9 ），为基底段支气管的两个终末支之一，向外下行进，分布于肋面的后外侧部和邻近的膈面。

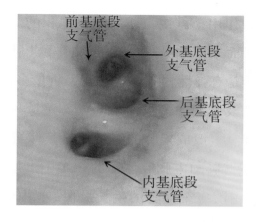

图 3 – 12　右下叶基底段支气管开口

后基底段支气管（B^{10}）大多数与外基底段支气管共干，向下后方行进，分布于肋面的后下叶部和相邻的膈面及椎旁面。

五、亚段支气管（第 4 级支气管）

支气管树的基本分支方式为非对称性双分支形式，除左右下叶尖（背）段支气管各分出 3 个亚段支气管外，其余各段支气管均又分出 2 个亚段支气管。

左下前基底段支气管发出后再分为 2 支，即内亚段支气管和前亚段支气管。

左下外基底段支气管向前外侧下行后再分为外侧支、基底支和后支，6 级支气管为终末细支气管，再分为两根呼吸性细支气管，其管壁上皮由单层柱状逐渐移行于单层扁平上皮，无纤毛，固有膜很薄，含有弹性纤维、网状纤维和平滑肌。上皮中没有杯状细胞。细支气管仍是气体传导部分。

六、肺

肺（lungs）是呼吸系统中最重要的器官，位于胸腔内，纵隔两侧，分为左肺和右肺。肺在胸腔的负压环境中呈膨胀状态。胸膜腔若受到损伤，由于大气的压力作用，可使肺回缩至原体积的 1/3 左右。肺内含有空气，能浮于水面，而未曾呼吸过的胎儿和新生儿肺内不含空气，质坚实，会沉至水底。肺是有弹性的海绵状器官，重量多因个体差异、性别、年龄和肺内所含血液及浆液的多少而不同，其重量与其大小和容积也不相称，左肺轻于右肺。一般成人肺的重量约是其体重的 1/50，胎儿肺约为其体重的 1/70。胎儿肺约占胸腔体积的一半，出生后可增大至占胸腔体积的 2/3。出生后的前 3 个月肺的生长最快，8 岁时为出生时的 8 倍，至成人时为出生时的 20 倍。

人体有左肺两叶和右肺三叶，每个肺叶含 50～80 个肺小叶，各肺小叶之间有由结缔组织形成的小叶间隔，其中含有血管、淋巴管和神经纤维等。

肺内支气管分支直径在 1mm 以下的称为细支气管（bronchiole）。也有的称 8 级以下支气管为细支气管，其特点是软骨支架变成许多软骨片，纤维膜中平滑肌相对增加，平滑肌收缩管壁内产生皱褶，杯状细胞逐渐减少，管壁更薄。细支气管反复分支管径在 0.35～0.5mm（20 级以下）时，为终末细支气管（terminal bronchiole），特点是黏膜上皮变为单层柱状纤毛上皮，杯状细胞减少至完全消失，基膜不易分清，平滑肌形成一完整的膜。终末细支气管在生理上有控制进入肺泡内气体流量的作用。此管继续分支后，管壁出现肺泡，开始有呼吸功能，称为呼吸性细支气管（respiratory bronchiole）。呼吸性细支气管再分支称为肺泡管（alveolar duct）。肺泡管末端膨大，称为肺泡囊（alveolar sac），在肺泡囊上出现更多的肺泡（alveoli）。

在肺的解剖和功能结构上，肺分导气和呼吸两部分。肺的细支气管和终末细支气管的上皮有两种细胞，即纤毛细胞和无纤毛细胞。无纤毛细胞大部分属 Clara 细胞，该细胞有分泌功能，分泌物较稀薄，分布于细支气管的管腔面或肺泡表面，对纤毛的运动和呼吸管道的清洁具有一定的作用。

肺泡是气体交换的场所。人肺泡直径为 0.1～0.2mm，平均 0.15mm。成人肺泡有 3 亿～4 亿个。肺泡含有肺泡上皮细胞（pulmonary epithelial cell）和肺泡巨噬细胞（alveolar phagocyte）两种细胞。

肺泡上皮细胞由肺泡 I 型细胞（又称扁平细胞）和肺泡 II 型细胞（又称分泌细胞，secretory cell）共同构成。肺泡腔内的气体与毛细血管血流内的气体进行交换时，必须经过肺泡上皮、上皮基膜、毛细血管内皮细胞的基膜和内皮。有些基膜的两层间可有狭窄的间隙，有些则两层基膜靠在一起。这就是生理学所说的血液—空气屏障，是气体交换所必须透过的薄膜层。肺泡 II 型细胞的分泌物涂布于肺泡表面，形成一层很薄的液膜，具有表面活性剂的作用，有利于降低肺泡表面张力，也可维持肺泡壁的稳定性，在呼气末时肺泡不致完全塌陷。

肺泡巨噬细胞具有明显的吞噬功能。它可以穿过肺泡上皮进入肺泡腔，在肺泡内吞噬吸入的灰尘颗粒和异物，再经过肺内各级细支气管，进入支气管。在支气管内借助纤毛的颤动，向咽部推动，最后随痰排出体外。

第三节　呼吸系统的淋巴分布

外鼻下部的淋巴管多伴随面静脉下行，注入下颌下淋巴结。外鼻上部的淋巴管向外侧，经上下眼睑注入腮腺淋巴结。鼻腔黏膜下的淋巴管非常丰富，构成淋巴丛。嗅区和呼吸区的淋巴汇流方向不同，而且有一定的独立性。嗅区的淋巴管网丰富而稠密，其淋巴引流向上可经嗅神经周围淋巴间隙入硬膜下和蛛网膜下间隙，向后借 2 条或 2 条以上淋巴管与咽淋巴管相交通后入咽后淋巴结。呼吸区的淋巴管网较稀疏，前部的淋巴管与鼻前庭的淋巴管吻合，然后与面部的淋巴管相交通，入下颌下淋巴结，其后部和上部的淋巴管入咽后淋巴结，中部和下部淋巴管入颈深上淋巴结。额窦及前、中筛窦和上颌窦的淋巴入下颌下淋巴结，后筛窦和蝶窦的淋巴入咽后淋巴结。

咽扁桃体（pharyngeal tonsil）位于咽穹后部，常扩展到咽后壁上缘，形成扁桃体小窝（tonsillar fossulae），小窝上皮继续内陷，构成有较少分支的扁桃体隐窝（tonsillar crypts）。咽扁桃体在胚胎第 4 个月时发生，6～7 周岁时开始萎缩，约 10 岁以后完全退化。有时婴儿咽扁桃体异常增大，称为增殖腺（adenoids），增殖腺过度增大，就会有碍呼吸，熟睡时打呼噜或张口呼吸。

咽鼓管扁桃体（tubal tonsil）位于咽鼓管咽口周围至软腭之间，由许多小颗粒状的淋巴组织组成。一般为咽扁桃体的延续，但远不如咽扁桃体发达。

围绕在咽腔各壁的淋巴组织，如腭扁桃体、咽扁桃体、咽鼓管扁桃体和舌扁桃体等，在呼吸道和消化道入咽腔处，共同形成淋巴组织环，具有防御作用。

喉的淋巴管极为丰富，喉前庭黏膜层的毛细淋巴管注入黏膜下层的淋巴管网，其淋巴管多数向后外方斜行或横行，在杓状会厌襞处合成 3～5 条输出管，向后外方穿过甲状舌骨膜。喉中间腔内的毛细淋巴管更为密集，淋巴管向后横行汇合成 1～2 条输出管。声带的毛细淋巴管和淋巴管最少，故癌转移率低。喉中间腔至声带以上的淋巴管最终注入颈外侧深淋巴结。

声门下腔黏膜内的毛细淋巴管并不丰富，多向下斜行，每侧汇合成 2～4 条输出管，注入喉前淋巴结或气管旁淋巴结，可直接或间接回流至颈外侧深淋巴结，也可通过喉前淋巴结和气管前淋巴结进入颈深部及纵隔淋巴结。

气管的淋巴管丰富，分为两组：一组位于黏膜内，在气管杈处与动脉周围和支气管周围的淋巴管吻合。另一组位于黏膜下层。淋巴管汇集后进入气管支气管淋巴结、气管前淋巴结、气管旁淋巴结等，因而气管的炎症可以沿淋巴管传播到肺。

气管、支气管周围的淋巴结肿大或伴癌性转移时，常可压迫管腔，造成狭窄或变形，并影响气管、支气管的动力学变化。现将日本肺癌协会定型的肺部淋巴结命名法介绍如下：

1. 纵隔上淋巴结

指位于胸腔内气管上 1/3 处的纵隔最上淋巴结。

2. 气管旁淋巴结

指位于气管两侧的淋巴结，即纵隔上淋巴结和气管、支气管淋巴结之间的淋巴结。

3. 气管前淋巴结

指纵隔上淋巴结以下位于气管前壁的淋巴结，右侧的气管前淋巴结前达上腔静脉后壁，左侧的气管前淋巴结达无名静脉后壁。

（1）纵隔前淋巴结：右侧的位于上腔静脉前壁之前，左侧的位于无名静脉前壁之前。

（2）气管前淋巴结：指位于气管后壁的淋巴结。

4. 气管支气管淋巴结

指位于气管支气管构成钝角处的淋巴结。右侧的位于奇静脉内侧，左侧被主动脉弓内侧壁包围，位于主动脉或动脉韧带淋巴结附近。

5. 主动脉下淋巴结

指位于主动脉弓下缘和左肺动脉上缘之间，亦称动脉导管或动脉韧带淋巴结。

6. 主动脉旁淋巴结

指位于升主动脉和主动脉弓外侧壁的淋巴结。

7. 气管权下淋巴结

指位于气管分叉部的淋巴结。

8. 食管旁淋巴结

指位于气管分叉以下，邻接食管的淋巴结。

9. 肺韧带淋巴结

指位于肺韧带内的淋巴结，位于肺下静脉后壁和下缘之间的淋巴结亦包括在内。

10. 主支气管周围淋巴结

指位于主支气管周围的淋巴结。

11. 肺叶间淋巴结

指位于肺叶支气管间的淋巴结，右侧根据需要可分为肺上中叶间淋巴结肺叶间淋巴结上，以及肺下叶间淋巴结肺叶间淋巴结下。

12. 肺叶支气管淋巴结

指位于肺叶支气管周围的淋巴结。

13. 肺段支气管淋巴结

指位于肺段支气管周围的淋巴结。

14. 肺段下支气管周围淋巴结

指位于肺段下支气管周围或包括末梢支气管周围在内的淋巴结。

1~9 称为纵隔淋巴结；10~12 称为肺门淋巴结；13 和 14 称为肺内淋巴结。

肺的淋巴管极为丰富，分浅、深两组。浅组淋巴管在脏层胸膜，于肺门处与深组集合管合并或单独注入肺门淋巴结。深组淋巴管是在肺内围绕肺小叶的毛细淋巴网和围绕终末细支气管及呼吸性细支气管黏膜下层和外层的毛细淋巴网，分别汇成小叶间淋巴管和小叶内淋巴管，经支气管、肺动静脉周围的淋巴丛，在肺实质内走向肺门。肺的浅、深两组淋巴结，在胸膜下、肺组织内和肺门有较广泛的交通。

第四节　呼吸系统的血管分布

外鼻有眼动脉、面动脉及上颌动脉分布。其伴行的静脉通过内眦静脉相吻合，再由眼静脉注入海绵窦。鼻中隔及鼻腔有上颌动脉、面动脉分布，其分支在黏膜内和黏膜下形成血管网和血管丛，在鼻中隔前部黏膜的浅部形成丰富的吻合，是鼻出血的好发部位。其伴行的静脉经内眦静脉、筛静脉、蝶腭静脉、面静脉汇入颈内、外静脉。

营养喉的动脉有甲状腺上、下动脉。静脉在喉内形成静脉丛，伴同名动脉，静脉离喉后，喉上静脉注入颈内静脉，喉下静脉汇入头臂静脉或喉静脉，经甲状腺中静脉直接入颈内静脉。

气管上部由甲状腺下动脉营养，并与甲状腺上动脉的气管支和支气管动脉吻合。其邻近组织包括：左头臂静脉由左上向右下斜行，左颈总动脉紧邻上胸段前方。气管下部前邻升主动脉和主动脉弓，稍偏右有上腔静脉，当这些大动脉发生血管瘤时易压迫气管。

气管下部前面由胸廓内动脉的纵隔前动脉供养，后面由胸主动脉的气管支营养。胸主动脉的气管支向上与甲状腺下动脉的分支吻合。气管右面紧邻头臂动脉终端，借蜂窝组织和淋巴组织与右纵隔分隔，右迷走神经穿过其间；上邻上腔静脉，下邻奇静脉弓。气管左面有左颈总动脉、主动脉弓下部和左锁骨下动脉相邻，胸导管、左侧隔神经、迷走神经、喉返神经都位于气管左侧蜂窝组织中。

气管静脉在气管周围形成静脉丛，多汇集成一支管径较粗的静脉，汇入甲状腺下静脉或甲状腺奇静脉丛。

肺由肺循环的动、静脉和体循环的支气管动、静脉两套血管供应。肺循环血管完成气体交换作用，是肺的功能血管。体循环的支气管动、静脉，供应肺组织，包括肺血管的营养，是肺的营养血管。

肺动脉（pulmonary artery）由右心室动脉圆锥发出后在主动脉弓下方分为左右肺动脉，分别进入左、右肺。左、右肺动脉在肺门处先于支气管前方，然后转向后方。在肺内的分支多与支气管的分支相伴行，一般位于肺段支气管的后外侧，最后终于肺泡的毛细血管网。

肺泡的毛细血管网位于肺泡隔内，紧贴肺泡上皮并包绕肺泡，相互间吻合成单层密集的网。毛细血管的网眼大小往往小于毛细血管本身的直径。肺泡孔是经毛细血管的网眼而沟通两肺泡的。肺泡毛细血管进行气体交换后，由动脉毛细血管变成静脉毛细血管，逐渐汇集成小静脉、较大的静脉，与动脉和支气管相伴行，最后每侧肺汇集成两条肺静脉出肺门，经肺根最后注入左心房。肺叶静脉一般位于肺叶支气管的前内侧。肺静脉除回流动脉血外，也收集肺胸膜和支气管等处的毛细血管网的血液。肺静脉没有瓣膜。肺内静脉多不与支气管分支的分布范围一致，分为段内静脉和段间静脉。段间静脉在段与段之间，收集邻近两肺段的静脉血，因此，各静脉支所在之处，也不与支气管支的分布范围相一致。

支气管动脉的支数和起源常有变异。绝大多数左支气管动脉起自左胸主动脉和主动脉弓。左支气管动脉发出后，沿左主支气管后壁或上壁经肺门入肺。右支气管动脉 50% 以上起自第 3～5 肋间动脉，沿右主支气管后壁或下壁经肺门入肺。支气管动脉在肺门处形成广泛的交通网。入肺后的支气管动脉分支至各肺叶，为肺叶支气管动脉。各肺叶支气管动脉伴随肺叶支气管分支，分为肺段支气管动脉。入肺后还分布于肺动、静脉壁，肺淋巴结，小叶间隔和肺胸膜。支气管动脉随支气管弯曲走行，常在支气管分叉部的前方或后方以两支呈对向排列，沿支气管的分布分支，在支气管的外膜和黏膜下层分别形成动脉网。支气管动脉还在肺门处发出分支，分布于纵隔胸膜、心包、淋巴结和迷走神经。支气管动脉和肺动脉在肺内的吻合支对调节肺循环具有重要的生理意义：在呼气时，随肺动脉压下降，血液由支气管动脉经吻合支注入肺动脉。当肺有慢性感染等疾病时，支气管动脉内的氧合血，可经毛细血管前吻合支至肺动脉，以代偿供应通气差或膨胀不全的肺区。

肺胸膜动脉分别来自支气管动脉和肺动脉的末支延伸至肺胸膜，并相互连接成网以及肺门外支气管动脉，行走于肺胸膜深面，呈强度弯曲，分布到肺胸膜的纵隔面及肺叶的毗邻面，并与肺内来的支气管动脉吻合成较大的血管网。

支气管静脉分深浅两种：深支气管静脉有许多支，起自肺内细支气管的血管网，并同肺静脉吻合，最后形成一支注入肺静脉或左心房。浅支气管静脉引流肺外支气管、肺胸膜和肺门淋巴结的静脉血，也与肺静脉吻合，右侧汇入奇静脉，左侧汇入副半奇静脉。来自支气管动脉的血液一部分经由肺循环的肺静脉血汇入左心房，另一部分经由支气管静脉汇入体循环的静脉，入右心房。

肺脏血管之间常有潜在性的交通管道，能相互调节或相互补偿。如，右主支气管动脉与肺动脉交通支，支气管静脉与肺静脉交通支，肺动脉与肺静脉交通支。

第五节 呼吸系统的神经分布

面神经分支支配鼻外部各小肌，滑车上神经和滑车下神经的鼻外支支配鼻根、鼻背及鼻外侧面上部的皮肤，眶下神经分布于鼻外侧面下半部的皮肤，筛前神经的鼻外支分布于鼻翼和鼻尖的皮肤。

鼻中隔由来自筛前神经的鼻内支和来自翼腭神经的鼻后支分布。

鼻腔外侧壁由嗅神经一般感觉神经和自主神经支配。

鼻旁窦由筛神经、蝶腭神经和三叉神经第二支支配。

喉的神经主要来自迷走神经的喉上神经和喉返神经以及交感神经。喉上神经受损时，喉黏膜感觉丧失，环甲肌瘫痪，声带松弛，音调降低。喉返神经与甲状腺下动脉关系密切，甲状腺手术时易损坏喉返神经。单侧损伤后出现短期声音嘶哑，双侧损伤则常有严重呼吸困难，需作气管切开。

主支气管由迷走神经的分支，喉返神经，支气管前、后支，交感神经分布到平滑肌和腺体。

迷走神经的副交感纤维和第2~4胸段脊髓的交感神经纤维以及感觉神经纤维，在肺根的前、后方组成肺前神经丛和肺后前神经丛支配肺，以后分支支配支气管及动脉周围丛。迷走神经纤维在支气管神经周围换元后结后纤维分布于支气管平滑肌。交感神经结后纤维支配动脉壁平滑肌。肺内感觉纤维分布于支气管壁的平滑肌、呼吸上皮细胞之间、肺间质细胞周围直至肺泡。迷走神经的作用是使支气管收缩和血管扩张，交感神经则相反。此外有人提出自主神经系统的存在，即非肾上腺素能（non-adrenergic，NA）、非胆碱能（non-cholinergic，NC）神经。NA 和 NC 是人类气道平滑肌的主要抑制性神经途径，调节支气管扩张、气道黏液的分泌和肺血管扩张。终末细支气管上的 Clara 细胞受副交感神经支配。在各级支气管、细支气管、呼吸性细支气管及肺泡上皮中的神经上皮小体被认为是神经感受器，由气管一直分支至呼吸性细支气管，管腔内覆以假复层柱状纤毛上皮细胞，其下由内至外分别有黏膜下层、纤维软骨层、纤维和肌肉层。支气管平滑肌和上皮层随支气管分支越细而越薄，至气体交换部分则变得非常薄。黏膜和黏膜下层含有可分泌黏液的黏液腺和杯状细胞，使纤毛的表面和纤毛之间浸以黏液。黏液的底层为液胶层（sol layer），上层为凝胶层（gel layer）。纤毛几乎完全在液胶层内，该层黏度小，不含弹力纤维。纤毛之顶与凝胶层相接，含有黏度大的弹力纤维。纤毛向前推动凝胶层，使沉于其上的异物、微生物颗粒等向喉部移动而通过咳嗽排出体外，许多因素可损害纤毛而引发呼吸道疾病。

思考题

1. 支气管异物易坠入哪一侧？为什么？

2. 小儿气管、支气管的特点是什么？和成人相比有哪些不同？

（撰写者：首都医科大学附属儿童医院刘玺诚）

第四章　围手术期管理及手术麻醉

由于儿童难以合作，在儿科要开展支气管镜诊疗必须首先解决麻醉问题。良好的麻醉是患儿在舒适和安全的条件下顺利进行支气管镜检查和治疗的前提。良好的麻醉可以减轻患儿的痛苦及由手术造成的心理创伤，同时让支气管镜操作过程更加安全平稳，减少操作引起的并发症。

目前，支气管镜检查的麻醉方法可分为三大类：局部麻醉法、局部麻醉加镇静的复合麻醉法和全身麻醉法（静脉复合全麻法）。但是仅在表面局部麻醉下进行支气管镜检查，难以消除患儿心理的恐惧以及身心体验的极度不适，因此适用于基层医院的儿童支气管镜麻醉方法有镇静联合局部表面麻醉或静脉复合全身麻醉。镇静联合局部表面麻醉的方法可以由儿科医生单独完成，不需要麻醉师的参与，过程简单，术中对患儿呼吸抑制较小，是基层医院进行儿科支气管镜检查的首选方法。但是镇静联合局部表面麻醉的方法仍有诸多局限，如麻醉深度不够，患儿术中躁动对操作带来一定的困难，镇静药对有些患儿没有产生遗忘效应，会造成一定程度的心理创伤等。因此，有条件的单位可以选择静脉复合全麻的方法。静脉复合全麻需要在麻醉师的配合下完成，内镜医师在支气管镜操作时可以更加从容和精益求精。但是静脉复合全麻对呼吸抑制的可能性增加，对术中、术后的监护需求增加。

每种麻醉方法都有其优缺点，应根据患儿年龄、病情、操作目的、医院的条件等选择合适的麻醉方法。

第一节　术前准备

一、术前访视及病情评估

由于镇静和麻醉药物如咪达唑仑和丙泊酚等在不同程度上对呼吸系统和心血管系统的抑制作用，以及患儿本身呼吸系统疾病的原因，均可能造成患儿在检查操作过程中出现不良反应，如呼吸抑制和低氧血症，喉、气管、支气管痉挛，血压下降及心律失常等。因此，术前应做好对患儿麻醉方法的选择以及对于麻醉及手术耐受程度的评估。术前评估包括患儿既往有无麻醉药物过敏史、当前的呼吸状态、所用药物及伴发疾病等情况。对新生儿及有严重呼吸困难患儿更应做好评估，并做好应急预案。

二、签署知情同意书

无论采取何种麻醉方式，手术医师应以医师法和医学伦理学为指导原则，向患儿家长或监护人（年长儿需要同时向患儿本人）说明支气管镜术的目的、有无可替代的检查、操作检查及麻醉可能引起的并发症和意外，并签署知情同意书。全麻的患儿还应由麻醉医师签署麻醉知情同意书，询问有无对麻醉药物过敏病史。

三、术前禁饮食

术前禁饮食的目的是减少胃内容物量及防止胃酸过低，避免围手术期出现胃内容物反流而导致误吸。应根据食物在胃内被排空的时间长短制定不同的禁食时间。一般的禁饮禁食时间为：软饮料 2 小时，母乳 4 小时，牛奶、配方奶、淀粉类固体食物 6 小时，脂肪类固体食物 8 小时。术前 2 小时禁食"清饮"，包括清水、无渣果汁、已稀释好的饮料、无气运动饮料和非浓缩饮料。需要注意的是，胃食管反流（既往治疗或正在治疗）、肾衰竭、某些肠道疾病、食管狭窄、贲门失弛缓症、糖尿病合并胃轻瘫等特殊情况下禁食时间需要相应延长。婴儿及新生儿因糖原储备少，禁食 2 小时后可在病房内静脉输注含糖液体，以防发生低血糖和脱水。

第二节　麻醉方法

一、局部麻醉

局部表面麻醉指鼻腔、喉部通过 1% 或 2% 的利多卡因喷雾或雾化吸入给药，喉部以下采用局部给药达到黏膜麻醉的目的，根据需要可重复应用，利多卡因总量 4 ~ 4.5mg/kg。出于人文关怀，单一的局部表面麻醉已较少单独应用，除非是需要观察气道动态特性的患儿。复合清醒镇静或全身麻醉的时候，局部麻醉也需要同时应用，良好的局部麻醉可以减少对静脉麻醉药物的需求。需要注意的是，利多卡因局部麻醉会加重喉软化的表现（杓状软骨塌陷及会厌卷曲），对于术前怀疑有喉软化而需要术中确诊的患儿，应喉部检查之后再使用。

二、清醒镇静联合局部表面麻醉

呼吸内镜作为一种侵袭性操作，局麻下操作往往会给患儿造成焦虑、恐惧、痛苦的心理创伤。清醒镇静联合局部表面麻醉的方法可以增加患儿对操作的耐受程度，减少患儿术中的咳嗽反射、挣扎。镇静药物的遗忘作用可以减轻操作对患儿造成的心理创伤。

清醒镇静使用一种或多种药物引起中枢抑制，使患者镇静、注意力降低、短暂遗忘，但仍具有语言交流和合作能力，从而提高患者耐受性，降低应激反应。咪达唑仑已成为内镜操作中清醒镇静的首选药物，其优点为具有镇静作用，可产生短暂的顺行性记忆缺失，以及麻醉作用的安全范围较广等。咪达唑仑是一种水溶性苯二氮䓬类药物，静脉应用后 1 ~ 5 分钟起效，药物持续时间可达 90 分钟。一般在操作开始前 5 ~ 10 分钟缓慢静注咪达唑仑 0.1~0.3mg/kg。良好的局部麻醉对于镇静后的患儿同样重要，后续局麻过程按照"边麻边进"的局部表面麻醉方法进行，操作 30~40 分钟内一般不需要再次追加药物。若检查中患儿出现哭闹、肢体运动强烈等，可追加咪达唑仑 0.1~0.3mg/kg。若患儿过度镇静，出现呼吸抑制、血氧饱和度降低，可使用氟马西尼 0.01mg/kg 拮抗。镇静后的患儿术后需复苏室监护观察直至患儿清醒、生命体征平稳、无明显呼吸困难。需要注意的是，重症肌无力是咪达唑仑的禁忌证。

清醒镇静联合局部表面麻醉具有苏醒恢复快、费用低、呼吸管理相对简单、不需要专门配备麻醉医师等优势，因此目前小儿支气管镜检查多采用此方法。但此方法仍可能对患儿造成不同程度的心理创伤，术中患儿肢体运动、呛咳等不良反应发生率高，尤其是对需多次支气管镜治疗的患儿，镇静效果不佳，并且不适于长时间操作及复杂的内镜下治疗。

三、静脉复合全麻

静脉复合全麻需要在麻醉专科医师参与下完成。该方法患儿痛苦少，减少或避免了因患儿不合作而造成气道损伤的风险，对复杂的病例观察更为细致，解决了患儿不合作以及术中带来的心理创伤的问题。

全麻用药由麻醉师完成，常用药物及特性见表 4-1。全麻药物个体差异大，需根据患者的临床反应逐步给药。若麻醉药用量不足，患儿易出现肢体运动、呛咳、憋气甚至喉痉挛等严重并发症；麻醉药用量过大，可能导致呼吸抑制影响手术操作。术中血氧饱和度持续低于 90% 者需暂停手术，面罩吸氧或者面罩加压呼吸待 SpO_2 回升至 95% 以上再行手术。理想的麻醉要达到以下状态：声门开放良好，咽反射、恶心及咳嗽减弱或消失，术中无屏气、憋气、发绀出现，不必暂停或终止镜检，术后无喉头水肿、喉痉挛或气管痉挛等并发症。

表 4－1　常用麻醉药物及特性

药名	作用	剂量	起效时间	持续时间	拮抗剂
咪达唑仑	镇静，缓解焦虑，顺行性遗忘	0.1～0.3mg/kg	1～5（分钟）	90 分钟	氟马西尼 0.01mg/kg
丙泊酚	麻醉	1.0～1.5mg/kg	<1（分钟）	30 分钟	
依托咪酯	麻醉	0.15～0.3mg/kg	<1（分钟）	30～75 分钟	
芬太尼	镇痛	1～2μg/kg	1（分钟）	30 分钟	纳洛酮 0.005～0.01mg/kg
纳布啡	镇痛	0.1mg/kg	2～3（分钟）	3～6 小时	

第三节　术中给氧和监护

儿童气道细小、黏膜娇嫩，支气管镜诊疗操作易引起黏膜水肿并加重气道狭窄，加之镇静或麻醉药物对呼吸的抑制作用，易出现缺氧和呼吸困难。因此，支气管镜操作时需要常规吸氧。可以通过面罩（流量 2～4L/min）吸氧或鼻咽导管吸氧（插入的深度为同侧鼻翼至耳垂长度的 2/3，流量 0.5～2.0L/min）。

术中常规监测项目包括心电图、呼吸、无创血压和脉搏血氧饱和度，有条件者可监测呼气末二氧化碳（ETCO₂）。理想的血氧饱和度应达到 95% 以上，如出现血氧饱和度低于 90%、心率减慢、心律失常等，应暂停操作并对症处理，视病情恢复情况决定是否继续。

第四节　术后复苏和监护

清醒镇静联合局部表面麻醉的患儿，术后可以回病房监护。患儿需平卧，监测血氧饱和度、心率、呼吸、血压等指标。吸氧 2～4 小时。密切观察患儿意识，保持呼吸道通畅。

静脉复合全麻的患儿，术后转运到复苏室由专人监护复苏，平卧，持续吸氧，监测血氧饱和度、心率、呼吸、血压。当患儿 Steward 评分≥4 分后将其转运回病房继续监护，转运途中需要血氧饱和度监测。

术后平卧 2～4 小时，继续禁食、禁水 2 小时。2 小时后试喂水，如无呛咳、呕吐，可予牛奶、稀饭、面条等食物，避免过饱。

思考题

1. 清醒镇静联合局部表面麻醉及静脉复合全麻的特点分别是什么？

2. 结合自己所在医院的条件，在开展支气管检查时适合使用哪一种麻醉方式？

3. 请简要说明支气管镜检查有哪些麻醉方式，并说明各自的优缺点。

（撰写者：浙江医学院附属儿童医院吴磊、陈志敏，重庆医科大学附属儿童医院李渠北）

第五章　儿科常规支气管镜术

支气管镜术在临床诊断与治疗中的作用正日益受到儿科医师的广泛重视，已成为儿科呼吸疾病诊治中安全、有效和不可缺少的手段，使医生能以直观的方式对儿童呼吸道病变部位进行检视，从而更直接、快捷地获得呼吸系统疾病的诊断、鉴别诊断，并给予相应的治疗。

第一节　适应证和禁忌证

儿科支气管镜术，除一些急症外，多为择期手术。其适应证和禁忌证是相对的，甚至可能出现一个患者既有适应证又有禁忌证的矛盾情况。如何选择取决于操作者的技术、设备、医疗团队的支持以及对患者病理生理状态的谨慎评估。

一、适应证

（一）不明原因的慢性咳嗽

咳嗽是呼吸系统疾病中最常见、最主要的症状，有时候甚至是患者的唯一症状。按症状持续的时间，可分为急性咳嗽（<4 周）、慢性咳嗽（≥4 周）。一般来说，急性咳嗽是不需要进行支气管镜检查的，除非合并咯血、胸部影像学的特殊改变（肺不张、肺实变、弥漫性病变）、肺部听诊局限性的喘鸣、免疫功能缺陷患者发生肺部感染需要明确病原时。对于慢性咳嗽患者，其病因不明或者按照其可能的诊断进行治疗但疗效不佳者，也应行支气管镜检查。

（二）反复或持续性喘息

引起儿童喘息的常见原因为感染和支气管哮喘，但对于支气管舒张剂、抗哮喘治疗无效或病情反复，胸部影像学检查表现为肺过度通气、存在严重阻塞性肺通气功能的患者应进一步行支气管镜检查。

（三）喉鸣及局限性喘鸣

喘鸣是喉气管狭窄导致呼吸困难时产生的一种高调粗糙的声响。病变在胸外气道，常为吸气性喘鸣，但严重阻塞时也可为双向性的。若阻塞部位在胸内气道，则表现为以呼气相为主的双向性喘鸣。持续或反复存在的喘鸣，在儿童身上发生，一般包含以下几种情况：先天性喉软化症、声带麻痹、喉部囊肿、喉裂、喉乳头状瘤、舌部甲状腺、声门下狭窄、声门下血管瘤、气管异物等。对于喉鸣及局限性喘鸣患儿，支气管镜检查可确定病变的部位和性质，帮助明确诊断。

（四）反复呼吸道感染

反复呼吸道感染主要是反复下呼吸道感染，尤其是肺部同一部位反复感染。支气管镜检查可明确气道内病变情况、气道的堵塞情况甚至支气管发育是否畸形。

（五）咯血

咯血可表现为痰中带血或直接咯鲜血和血块。支气管镜检查可以通过观察鼻腔、喉部、气管、支气管确定出血的部位，是诊断和鉴别诊断的一项重要手段。

（六）撤离呼吸机困难

撤离呼吸机困难者，行支气管镜检查可了解中央气道通畅性，查明是否存在阻塞、狭窄、软化。

（七）可疑异物吸入

气管、支气管异物是儿童常见的意外伤害之一。对于幼儿，其家属往往不能提供准确的异物吸入史，患儿又不能自述发病经过；加上异物反应多种多样，有的表现为肺不张、局限性肺气肿，有的表现为咳嗽、反复呼吸道感染、喘息，有的表现为呼吸困难等，因此明确诊断较困难。遇到怀疑气管、支气管异物者，反复咳嗽、低热而病因不够明确者，反复同一部位肺炎者，应行支气管镜检查。

（八）胸部影像学异常

对于胸部影像学提示以下病变时，需行支气管镜检查，包括：

（1）气管、支气管肺发育不良和/或畸形；

（2）肺不张；

（3）肺气肿；

（4）肺部团块状病变；

（5）肺部弥漫性疾病；

（6）纵隔气肿；

（7）气道、纵隔占位；

（8）血管、淋巴管、食管发育异常；

（9）胸膜腔病变需鉴别诊断者。

（九）胸部外伤、怀疑有气管支气管裂伤或断裂者

胸部外伤，尤其是怀疑有气管支气管裂伤或断裂的，行支气管镜检查可明确病变部位、范围、程度，为制订进一步治疗方案提供直接图像参考。

（十）需经支气管镜行各种介入治疗者

需经支气管镜行各种介入治疗的，术前需常规行支气管镜检查评估，并可为介入治疗做进一步准备。

（十一）气道分泌物的清理

各种原因造成的患者咳嗽功能受损、气道黏膜大量脱落、支气管扩张、原发纤毛不动综合征等导致的气道分泌物堵塞，可通过支气管镜吸引清理。

（十二）心胸外科围手术期患儿的气道评估和管理

术前常规支气管镜检查判断是否合并气管畸形、软化、压迫，术中配合进行病变部位的定位，术后检查评估手术效果。

（十三）瘘管部位的探查

通过支气管镜检查可发现气管、支气管与邻近组织间瘘管的部位。

（十四）引导困难气道气管插管

气管插管困难、存在气道畸形或阻塞、颈椎外伤或其他各种原因导致声门暴露不良的情况，可在支气管镜引导下进行气管插管。经呼吸机治疗后不能脱机或拔管失败者，支气管镜检查有助于判断病因。

（十五）其他

如不明原因的生长发育迟缓、睡眠障碍等需鉴别诊断者。

二、禁忌证

儿童常规支气管镜检查安全性相对较高，禁忌证大多是相对的，很多时候取决于手术操作者的技术以及必要的设备。但在术前，仍需要谨慎权衡检查获得的潜在益处和患者可能承受风险之间的关系。

（一）绝对禁忌证

（1）监护人不同意检查；

（2）手术操作者技术不够熟练；

（3）缺乏足够的人手和设备处理手术中可能出现的各种紧急情况；

（4）手术中无法保障病人的供氧；

（5）血流动力学不稳定的病人；

（6）未控制的支气管痉挛。

（二）相对禁忌证

（1）严重心肺功能减退者，有严重心力衰竭者；

（2）严重心律失常：心房、心室颤动及扑动，Ⅲ度房室传导阻滞者；

（3）高热：持续高热而又亟须行支气管镜术者，可将其体温降至38.5℃以下再施行手术，以防高热惊厥；

（4）活动性大咯血，严重的出血性疾病，凝血功能障碍，严重的肺动脉高压及可能诱发大咯血者等；

（5）严重营养不良，不能耐受手术者；

（6）颅脑损伤、颅内高压（可能增加颅内压力）；

（7）未纠正的出血倾向或严重的血小板减少；

（8）顽固的低氧血症。

（三）其他可能导致风险增加和并发症的情况

（1）患者不能配合检查；

（2）高碳酸血症；

（3）未控制的支气管哮喘；

（4）中—重度的低氧血症；

（5）尿毒症（可能导致出血）；

（6）血小板减少；

（7）肺动脉高压；

（8）肺脓肿；

（9）正在使用免疫抑制剂治疗；

（10）上腔静脉堵塞；

（11）身体极度虚弱或严重营养不良；

（12）近期曾使用血小板聚集抑制剂治疗。

第二节　手术前准备

一、医疗团队的准备

进行儿童支气管镜检查并不是手术操作者一个人的"战斗"，整个医疗团队的水平、配合程度是检查能否安全、顺利进行的重要决定因素。

（一）操作者

操作者为手术的关键，掌握包括鼻腔、喉部、气管、支气管的立体解剖结构以及其邻近组织器官的解剖位置关系是必需的。

术前详细的病史询问、仔细的体格检查、复习影像学资料可以保障手术的顺利进行。"可以"进行支气管镜检查的病人和"需要"进行支气管镜检查的病人是有所区别的。操作者应把握手术指征，对手术的风险和术中可能出现的并发症有足够的认识，具备危重病人抢救和并发症处理的能力。部分医院的全部支气管镜操作者、协助人员，均已通过美国心脏协会（American Heart Association，AHA）的基础生命支持（basic life support，BLS）和儿童高级生命支持（pediatric advance life support，PALS）培训，并取得相应资质。在手术进行的过程中，往往会发生各种事前预想不到的问题，在什么情况下应该"放弃"，更改手术方式，对操作者是一项考验。

（二）协助者

至少需要一位医务人员从旁进行协助，可以是医生、护士或者麻醉师。为了保障手术的顺利进行，协助者需要对手术操作流程、器械使用、并发症的处理和危重症的抢救具有相当的经验。

（三）麻醉师

是否需要麻醉师，取决于选择麻醉的方式。如使用全身麻醉，需要有麻醉师控制麻醉的深度、监测生命体征以及术后的麻醉复苏和监护。麻醉师参与术前讨论是必要的，比如：计划使用喉罩通气的病人，如果怀疑有喉软化，需要在检查喉部后再插入喉罩；检查气管软化的病人，则可能需要保留病人的自主呼吸。

（四）术前讨论和安全性评估

术前讨论除了包括手术的适应证和手术风险，还需要考虑患者如果不做手术而可能导致的风险问题。由于镇静和麻醉药物等在不同程度上对呼吸和心血管系统的抑制作用及患儿本身呼吸系统疾病的原因，均可造成患儿在支气管镜术中出现呼吸抑制和低氧血症，喉、气管、支气管痉挛，血压下降及心律失常等并发症。因此，术前应做好病情轻重、手术时机、麻醉方式及手术耐受程度等评估，并制订应急预案。如果诊断的关键信息必须通过支气管镜检查获得，那么手术的好处将超越风险。对于安全性评估方面，美国麻醉师协会（American Society of Anesthesiologists，ASA）根据病人体质状况和对手术危险性进行分类，于麻醉前将病人分为以下 5 级：

Ⅰ级：正常健康。除局部病变外，无系统性疾病。

Ⅱ级：有轻度或中度系统性疾病。

Ⅲ级：有严重系统性疾病，日常活动受限，但未丧失工作能力。

Ⅳ级：有严重系统性疾病，已丧失工作能力，威胁生命安全。

Ⅴ级：病情危殆，生命难以维持的濒死病人。

Ⅰ、Ⅱ级病人，麻醉和手术耐受力良好，麻醉经过平稳。Ⅲ级病人麻醉中有一定危险，麻醉前准备要充分，对麻醉期间可能发生的并发症要采取有效措施，积极预防。Ⅳ级病人麻醉危险性极大，Ⅴ级病人病情极危重，麻醉耐受力极差，随时有死亡的危险，麻醉和手术异常危险，麻醉前准备更重要，应做到充分、细致和周到。

（五）辅助器材和药品的准备

1. 常规药品

包括37℃生理盐水、2%利多卡因注射液、内镜润滑剂等。

2. 急救药品

包括4℃生理盐水、肾上腺素注射液、支气管舒张剂、止血药物（巴曲酶、垂体后叶素等）、糖皮质激素（静脉应用糖皮质激素，雾化应用布地奈德混悬液等）及利尿剂等。确认药品均在有效期内。

3. 急救设备

须准备氧气供给设备、吸引器、复苏气囊、不同型号的气管插管、脉搏血氧监护仪、除颤仪、不同型号的喉镜、气管插管导丝、监护仪、适用于不同年龄段的麻醉面罩等，并保障各项器材均处于可正常使用状态。建议配备麻醉机或呼吸机等。

4. 介入设备和电脑工作站准备

（1）不同型号的支气管镜。

（2）常规器械，如灌洗液留置瓶、鼻导管、活检钳等。

（3）专用器械，如激光治疗仪、冷冻治疗仪、高频电工作站、不同型号的TBNA穿刺针、球囊导管和支架。

（4）电脑工作站处于正常工作状态。支气管镜术报告详尽列出患儿的基本信息，包括术前诊断，手术目的、方法和手术时间，所用支气管镜的型号与编码等。

二、患者的术前准备

（一）术前谈话和知情同意

无论采取局部麻醉还是全身麻醉，手术医师应以医师法和医学伦理学为指导原则，向所有接受检查的儿童的家长或监护人（年长儿需要同时向患儿本人）说明支气管镜术的目的、是否有可替代的检查以及不同方案的利弊、操作检查及麻醉的可能并发症和意外，注意解答病人的各种提问，消除患者及其监护人的疑虑，并签署知情同意书。全麻的患儿还应由麻醉医师另签署麻醉知情同意书，询问有无对麻醉药物过敏病史。对于 4 岁以上的儿童，应配合进行心理护理，尽量消除其紧张和焦虑，取得患儿的配合。

（二）术前检查

1. 病史回顾和体格检查

一些表现为呼吸道症状的疾病可能涉及呼吸系统以外病变，详细的手术史、外伤史、过敏史、异物吸入史、家族史、既往的疾病史和仔细的体格检查是必需的。

2. 实验室检查

血常规、血型、凝血功能、心电图是必须在术前做检查的，为防止操作中的交叉感染和术中可能发生意外导致大出血需要输血治疗，还需进行乙型肝炎和丙型肝炎血清学指标、艾滋病、梅毒等特殊病原的检测。如全身麻醉的患儿还应接受肝肾功能心肌酶检查，以评估患儿对麻醉药物的耐受情况。

3. 影像学检查

胸部 X 线、胸部 CT 平扫（或增强 CT 扫描）是必需的，有时还需要进行 CT 气管三维重建检查。对于怀疑有心血管畸形的患者，术前进行 CT 血管造影（CT angiography，CTA）、彩色多普勒超声心动图检查是必要的。

4. 其他

心脏超声检查可评估心功能。

（三）术前禁食和术前用药

1. 术前禁饮食

根据食物在胃内被排空的时间长短，制定不同的禁食时间。包括软饮料 2 小时，母乳 4 小时，牛奶、配方奶、淀粉类固体食物 6 小时，脂肪类固体食物 8 小时。婴儿及新生儿因糖原储备少，禁食 2 小时后可在病房内静脉输注含糖液体，以防发生低血糖和脱水。术前禁食时间不足，会增加手术过程呕吐引起误吸的风险，如患者不得不实施急诊手术，可以采取在气管插管及插胃管的方式下进行，以保护气道。

2. 术前用药

术前用药取决于麻醉方式的选择。如果患者对于手术感到焦虑或不能配合手术，可以在术前使用镇静药物。若患者配合良好，则无须术前镇静，因其可延长术后复苏时间。在术前给予阿托品 $0.01 \sim 0.02$mg/kg，可以减轻由迷走神经兴奋引起的心动过缓，并减少气道分泌物。

3. 特殊药物

惊厥、癫痫发作需要药物控制后再行支气管镜诊疗。支气管哮喘发作及有喘息高危因素的患儿，在支气管镜术前应常规雾化吸入糖皮质激素（如布地奈德混悬液 2mL/次，q8h ~ q6h）和支气管舒张剂，病情严重者加用静脉糖皮质激素和支气管舒张剂，待病情稳定后再行支气管镜检查。气管支气管结核患儿如需要支气管镜下介入治疗时，非紧急情况下应在全身抗结核化学药物治疗至少 2 周基础上再行介入手术，以免感染播散。

根据工作原理的不同，支气管镜可分为纤维支气管镜、电子支气管镜、结合型支气管镜。不同型号的支气管镜插入部直径、活检孔道的大小也有所区别。儿童随着年龄的增长，其气管、支气管的直径也在不断增大（不同年龄儿童气管直径见表 5 - 1），在选择支气管镜时既要考虑操作需要，也要考虑插入支气管镜对通气造成的影响。根据不同年龄选择合适的支气管镜是成功、安全地进行检查的重要前提。正常儿童的气管直径约和自身的尾指直径相当，相较于记忆复杂的表格和各种数据，把支气管镜的插入部和患儿的尾指进行比较，是一种快速选择合适的支气管镜型号的方法。

表 5 - 1   不同年龄儿童的气管直径

年龄	气管直径（mm）
早产儿 ~ 1 月	5
1 ~ 6 月	5 ~ 6
6 ~ 18 月	6 ~ 7

（续上表）

年龄	气管直径（mm）
18 月～3 岁	7～8
3～6 岁	8～9
6～9 岁	9～10
9～12 岁	10～13
12～14 岁	13

第三节　支气管镜的选择

一、纤维支气管镜

　　纤维支气管镜是光源通过光导纤维传导到气管内，照亮观察物体，经物镜成像后，通过光导纤维把影像传导到目镜。如需要把图像传输至监视器并进行录制，则需在目镜处外接一个视频采集装置，该装置需要对成像进行手动对焦。常用纤维支气管镜型号及适用年龄见表5-2：

表5-2　常用纤维支气管镜型号及适用年龄

制造商		插入部直径（mm）	适用年龄范围	活检孔道直径（mm）
奥林巴斯	BF-N20	2.2	新生儿	无
	BF-XP60	2.8	新生儿—婴儿	1.2
	BF-3C40	3.6	婴儿—幼儿	1.2
	BF-MP60	4.0	学龄前儿童	2.0
	BF-P60	4.9	学龄儿童	2.0
宾得	FB-8V	2.7	新生儿—婴儿	1.2
	FB-10V	3.4	婴儿—幼儿	1.2
	FB-15V	4.9	学龄儿童	2.2

二、电子支气管镜

这类支气管镜因其在支气管镜插入部安装有电荷耦合元件（charge - coupled device，CCD）或互补金属氧化物半导体（complementary metal oxide semiconductor，CMOS），图像信号通过 CCD 或 CMOS 采集传入计算机图像处理系统后传输至监视器成像，所获得图像质量要大大优于纤维支气管镜。常用电子支气管镜型号及适用年龄见表 5 - 3：

表 5 - 3　电子支气管镜型号及适用年龄

制造商		插入部直径（mm）	适用年龄范围	活检孔道直径（mm）
奥林巴斯	BF - 260	4.9	学龄儿童	2.0
	BF - 1T260	5.9	成人	2.8
宾得	EB - 1170K	3.8	婴儿—幼儿	1.2
	EB - 1570K	5.5	青春期儿童/成人	2.0
	EB - 1970K	6.3	成人	2.8
珠海明象	TF30	3.0	新生儿—婴儿	1.2
	TF42	4.2	幼儿	2.0
	TF52	5.2	成人	2.6
迈德豪	A50 - 3.2	3.2	婴儿	1.2
	A50 - 4.0	4.0	幼儿	1.8
	A50 - 5.2	5.2	成人	2.6

三、结合型支气管镜

结合型支气管镜结合纤维支气管镜和电子支气管镜的工作原理，光纤把影像传至安装在工作手柄中的 CCD 上，通过计算机图像处理系统传输至监视器成像。由于插入部不受 CCD 尺寸的限制，使插入部可以制作得更细，更适合儿科应用。常见结合型支气管镜型号及适用年龄见表 5 - 4：

表 5 - 4 奥林巴斯结合型支气管镜型号及适用年龄

型号	插入部直径（mm）	适用年龄范围	活检孔道直径（mm）
BF - XP260F	2.8	新生儿—婴儿	1.2
BF - P260F	4.0	幼儿	2.0

第四节　操作技术及注意事项

一、鼻腔

1. 镜下所见和观察要点

鼻腔由上鼻甲、中鼻甲和下鼻甲组成（见图 5 - 1）。在支气管镜检查中，一般看不见上鼻甲。由于患者处于仰卧位，鼻甲的位置上下颠倒，注意不要把处于最上方的下鼻甲误认为上鼻甲。正常的鼻甲黏膜应该是粉红色、光滑、没有赘生物的（见图 5 - 2）。儿童的鼻窦开口通常不能看见。

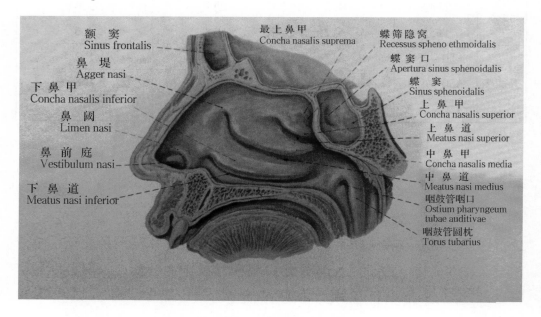

图 5 - 1　鼻腔的解剖结构

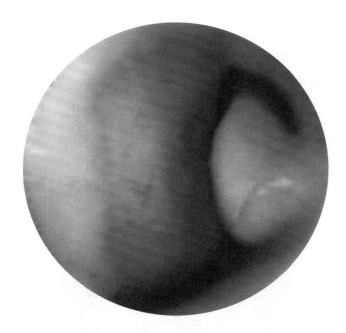

图 5 - 2　正常鼻甲黏膜

2. 操作技术及注意事项

支气管镜可经中鼻道或下鼻道通过鼻腔，注意插入时可能造成鼻黏膜损伤，尤其是在使用插入部直径较粗的支气管镜或鼻黏膜炎症、肿胀严重的患者中更容易发生。如鼻道狭窄无法通过，可尝试更换一个鼻孔进入或使用少量减充血剂，如两侧均不能插入则改为经口进入。

3. 观察

观察鼻咽腔时要注意观察腺样体、咽后壁以及软腭情况，注意有无新生物，有无隆起及软化。

二、喉

1. 镜下所见和观察要点

小儿的喉腔呈漏斗状，喉头位置较高，新生儿声门位置在颈椎的 $C_3 \sim C_4$ 水平（成人为 $C_5 \sim C_6$），并向前倾斜。6 岁时声门下降至颈椎 C_5 水平，但仍较成人高。标志性的解剖结构为会厌软骨。与成人不同，小儿的会厌软骨较为卷曲，呈"Ω"形（见图 5 - 3）。检查喉部最好在保持患儿自主呼吸的情况下进行，正常可见声门随呼吸开合，两侧运动应

该是对称的，闭合时两侧声带位于中线位置，闭合紧密。部分正常新生儿
和喉软骨软化（见图 5-4A）的患儿会厌软骨在吸气时塌陷，表现为吸气
时的喘鸣音。检查喉部时要注意解剖结构有无异常、有无新生物、会厌抬
举是否良好、声门开合是否良好对称、有无喉骨软化、声门下有无狭窄等
表现（见图 5-4B、图 5-4C、图 5-4D、图 5-4E）。

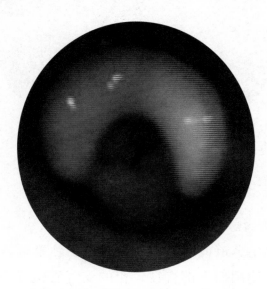

图 5-3　小儿会厌软骨（1 岁 1 月）

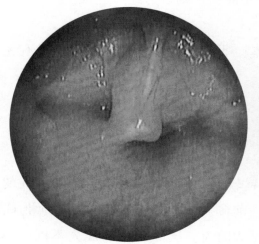

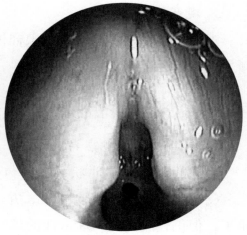

A. 喉软骨软化　　　　　　　　　　　　B. 声门下狭窄

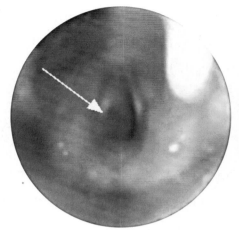
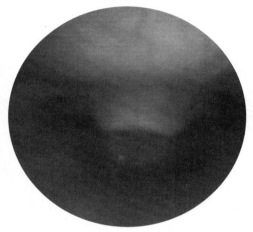

C. 左侧声带血管瘤　　　　　　　　D. 舌根部囊肿

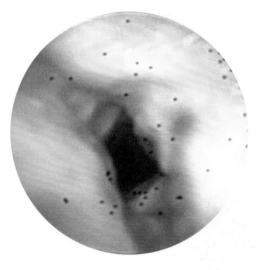

E. 声门及声门下赘生物（曲霉菌）

图 5 - 4　喉部常见病变

2. 操作技术及注意事项

儿童呼吸较成人快很多，受到刺激时声门会迅速关闭，同时诱发咳嗽反射，阻止支气管镜进入。且儿童喉部的黏膜脆弱、组织结构疏松，快速、粗暴的插入还容易造成喉部水肿、出血、杓状软骨脱位等医源性损伤。正确的方法是保持视野处于正中央，缓慢靠近患儿声门，这个时候声门受到刺激可能会紧闭，应使支气管镜前端轻轻抵住声门，待患儿咳嗽或吸气声门打开时轻轻滑入。如果检查时声门暴露欠佳，可以让助手稍微把患儿的下颌提起，头向后仰（与心肺复苏术开放气道的"仰头提颌法"相同），但要注意幅度，避免颈部过度后仰，这样反而压迫气道，影响呼吸。

三、气管和隆突

1. 镜下所见和观察要点

气管由 12～20 个相邻的非闭合的环状软骨构成，后壁为缺口，有平滑肌及横行、纵行纤维组织封闭形成的膜性后壁。新生儿到 6 岁儿童（见图 5 - 5A）的软骨环的弧度接近 320°，需要注意和完全性气管环畸形区分。直到 8～10 岁时，环状软骨才呈现出与成人相似的"C"字形结构（见图 5 - 5B）。正常的气管应该是笔直、通畅、没有分支和瘘管的，黏膜光滑，管腔内可以有少量白色稀薄的分泌物，可见气管后壁随其后大血管、右心房的搏动而运动，在用力呼吸、咳嗽时气管的膜部可以向内隆起，表现出管腔的短时间塌陷（见图 5 - 6）。隆突是支气管镜检查中的重要解剖标志，儿童的隆突角度较成人宽大，角度亦较为圆钝（见图 5 - 7）。

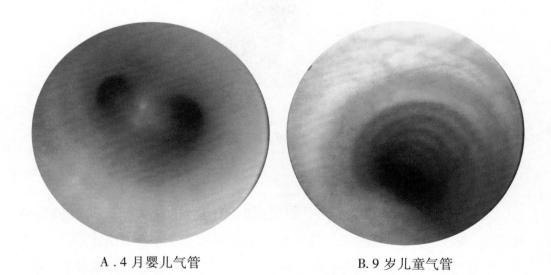

A . 4 月婴儿气管　　　　　　　　B . 9 岁儿童气管

图 5 - 5　　儿童气管

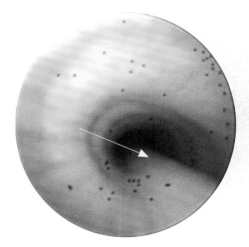

图 5 - 6　气管膜部

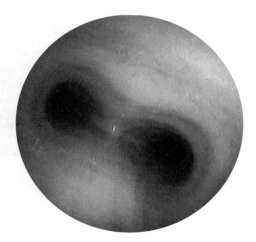

图 5 - 7　儿童隆突

2. 操作技术及注意事项

检查时应注意保持视野处于正中央，减少因碰触气管壁引起的刺激。在气管内注入局麻药时，可使支气管镜前端轻轻贴在气管壁，让麻醉药沿管壁缓慢流入，以避免液体直接落入两侧支气管引发剧烈咳嗽。进镜后仔细观察气管位置、形态、黏膜色泽、软骨环清晰程度、隆突位置、有无异物（见图 5 - 8）和赘生物（见图 5 - 9）。如怀疑存在气管—食管瘘，可以让助手从胃管中注入少量亚甲蓝，一边注药，一边缓慢拉出胃管至食道入口下端，观察可疑的瘘口是否有亚甲蓝渗出（见图 5 - 10）。

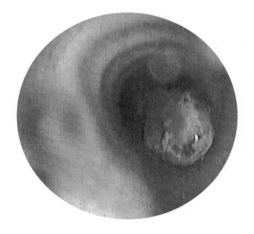

图 5 - 8　气管异物（瓜子）

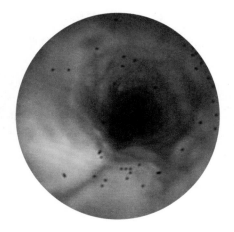

图 5 - 9　气管赘生物（曲霉菌）

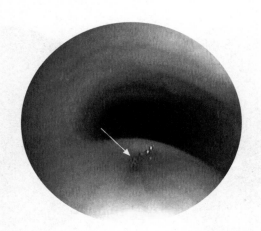

图 5 - 10   气管—食管瘘

四、支气管

1. 镜下所见和观察要点

支气管结构与气管相似，由软骨环构成。右主支气管较左主支气管粗，新生儿右主支气管约为左主支气管长度的四分之一，3 岁时约为三分之一，到了青春期时约为二分之一。随着分支愈细，软骨环数目逐渐减少，软骨环也不完整。正常的支气管黏膜应该是光滑、无赘生物的，管腔通畅，在剧烈咳嗽或持续的负压吸引下可以看见支气管膜部向内突起致管腔暂时性塌陷，需要注意和气管、支气管软化相鉴别[①]。肺段支气管较气管、左右主支气管更多出现解剖变异（见图 5 - 11），但这些变异往往没有临床意义，区别解剖变异和发育畸形（见图 5 - 12）需要术者对正常解剖结构非常熟悉，结合临床表现和胸部影像学检查进行综合判断。

---

① 气管、支气管软化：气管、支气管在呼气时管腔内陷，致管腔直径缩小超过管径的 1/3，即诊断为软化。软化程度的分度：气管直径内陷≤1/3 的为轻度；若 >1/3 ~ 1/2 的为中度；若 >1/2 ~ 4/5，接近闭合的为重度。

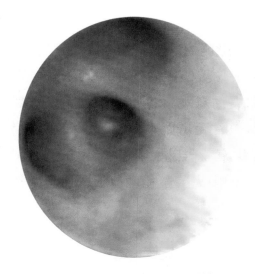
A. 正常

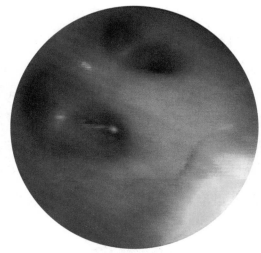
B. 解剖变异

图 5 – 11　右上叶支气管

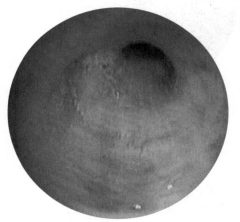
A. 右主支气管

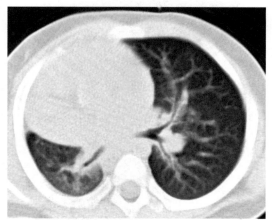
B. 胸部 CT

图 5 – 12　右肺发育不全

2. 操作技术及注意事项

检查一般按照先右后左，或先健侧再患侧的顺序。先观察气管位置、形态、黏膜色泽、软骨环清晰程度、隆突位置，然后观察两侧主支气管和自上而下依次检查各叶、各段支气管，注意观察各叶、各段支气管黏膜外观，有无充血、水肿、坏死、溃疡，有无出血及分泌物；观察管腔及开口是否通畅、有无变形，是否有狭窄及异物、新生物（见图 5 - 13）。检查时尽量保持视野处于支气管腔的中央，避免碰撞管壁、刺激管壁引起咳嗽、支气管痉挛及黏膜损伤。

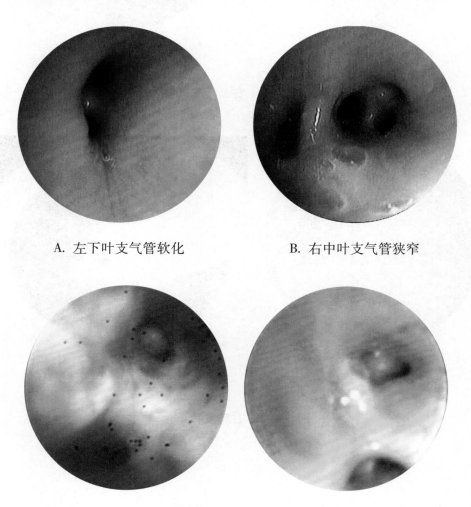

A. 左下叶支气管软化   B. 右中叶支气管狭窄

C. 左下叶支气管干酪样组   D. 右上叶肉芽增生（结核）
织伴出血（曲霉菌感染）

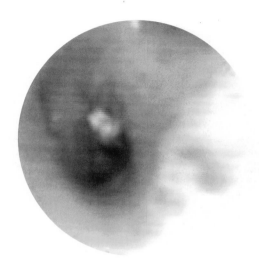

E. 左下叶支气管干酪样组织（结核）

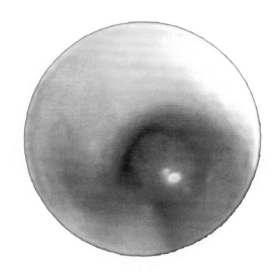

F. 右主支气管开口囊性肿物

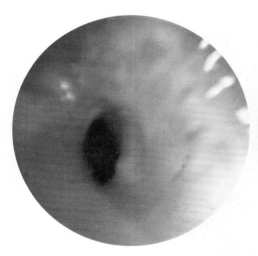

G. 左主支气管狭窄

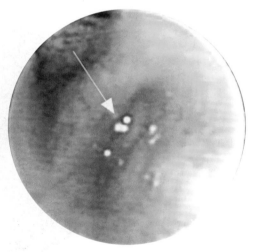

H. 左主支气管闭塞（外压性）

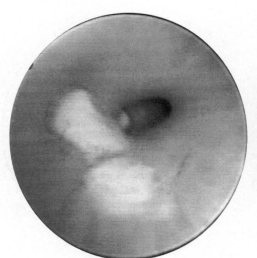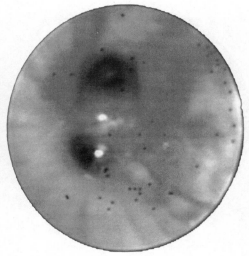

I. 右中叶痰栓堵塞　　　　　J. 左主支气管黏膜水肿伴出血

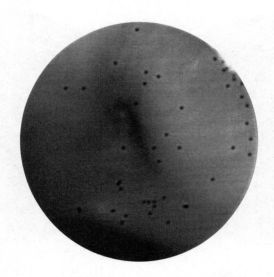

K. 右下叶背段支气管肿胀狭窄

图 5 - 13　支气管常见病变

第五节 常见并发症及其预防和处理

1. 鼻咽部出血、咯血

鼻咽部出血者予局部压迫、油纱布加压或滴入1∶100 00肾上腺素止血。

儿童咯血量在24小时内，大于8mL/kg，或大于200mL为大量。新生儿1次咯血少于5mL虽为少量出血，但足以堵塞主气道引起窒息。咯血少量且凝血功能正常者一般可自止，不能自止者经纤支镜下注入4℃生理盐水、1∶100 00肾上腺素或凝血酶等止血。持续不止的大出血要立即采取措施，包括使用垂体后叶素和其他止血药物、患侧卧位、气管插管开放气道、支气管镜持续吸引清除患侧血液、必要时球囊导管置入患侧局部压迫止血、数字减影血管造影栓塞止血或行紧急开胸肺叶切除术等。

2. 喉痉挛、喉头水肿、气管痉挛

此类并发症，缺乏足够的麻醉镇静、支气管镜过粗、操作不熟练、反复抽插或暴力通过声门及以下气道均可造成。患儿出现呼吸困难伴低氧血症，应立即停止操作刺激，予高浓度、高流量吸氧，使用支气管舒张剂、抗组胺药、血管收缩剂、糖皮质激素等；不能恢复者予肌松剂并气管插管。

3. 气胸、纵隔气肿、皮下气肿

此类并发症，操作动作粗暴、供氧气流压力过高均可引起。少量气胸和气肿可自行吸收，吸氧有利于漏气的吸收。大量气胸导致呼吸困难者须快速穿刺引流，气胸选择锁骨中线第二肋间或气肿最明显处穿刺排气，纵隔、皮下气肿可选择气管前筋膜或气肿最明显处切开或穿刺针抽吸排气。对于张力性气胸需进行持续闭式引流，必要时持续负压引流。支气管镜术前存在明显气胸者，先引流再行支气管镜术。

4. 低氧血症

低氧血症可由气管镜对气道的部分或完全堵塞、镇静麻醉后呼吸抑制、气道痉挛、气道水肿、持续的负压吸引、氧连接管脱落、肺部疾病或基础疾病致操作耐受能力下降等原因导致。术前准确的病情评估，适当的气道麻醉，稳定的供氧，选择合适的支气管镜及熟练快速的操作可减少低氧血症发生。一旦患儿出现血氧饱和度下降或者唇色发绀，应立即退镜暂停操作，解除胸部固定，提高吸氧浓度、流量，或予氧驱雾化治疗，待其血氧饱和度恢复正常并稳定后再行检查。如不能恢复者予高级生命支持。

5. 心律失常

心动过缓可由麻醉镇静深度不足、气管隆突受刺激、迷走神经张力升高导致，术前应用阿托品预防，术中操作动作须轻柔。心动过速可由操作刺激、缺氧所致。出现心律失常时需暂停操作，严重不能恢复者按相应心律失常类型予药物处理，心脏停搏者立即心肺复苏。

6. 麻醉药过敏

麻醉后患者出现胸闷、脉速而弱、面色苍白、血压降低甚至呼吸困难，应立即停止用药。予吸氧，头低脚高位，保持呼吸道通畅，肌注肾上腺素，扩容抗休克，静脉使用糖皮质激素，必要时给予高级生命支持。有过敏体质者使用麻醉药需谨慎，备好抢救药品。

7. 麻醉药过量

麻醉药过量常表现为呼吸抑制。婴幼儿，合并基础性疾病、严重肺部疾病患者，肝肾功能、心功能不全者相对具有高风险。术前仔细的评估、严格计算好使用药物剂量、术中密切监护有利于降低风险。

8. 继发感染

术者无菌观念不强、支气管镜消毒不严、患儿自身免疫功能受抑制、操作时上气道病原体带入下气道、肺部感染灶由于大量冲洗而扩散等均可引起。严格消毒流程，术者提高无菌观念素养，患者术前有效抗感染治疗，检查时上气道避免负压吸引，先查看健侧后查看患侧，分次少量对病灶进行灌洗、吸引可减少继发感染的发生。

思考题

儿童支气管镜的适应证及禁忌证分别是什么？

（撰写者：广州妇女儿童医疗中心邓力、林俊宏、卢根、童志杰）

第六章　常用介入治疗简介

第一节　支气管肺泡灌洗术

一、概述

（一）原理

支气管肺泡灌洗术（bronchoavleolar lavage，BAL）是经支气管镜获取下呼吸道主要是肺泡来源的细胞和生化成分，对其进行一系列检测和分析，达到对肺部疾病的诊断、研究和治疗目的的技术。自 1974 年 Reynolds 等创立以来，支气管肺泡灌洗术为研究肺疾病开辟了一个新的研究手段和检查方法。目前该技术已用于多种疾病的临床诊断、预后评估和临床治疗，如结节病、肺部感染、急性呼吸窘迫综合征、过敏性肺炎、哮喘、肺癌、肺气肿、肺泡蛋白沉积症、弥漫性肺间质疾病、朗格汉斯细胞组织细胞增生症、免疫受损患者的肺部感染等，有"液体肺活检"之美称。

根据目的不同，支气管肺泡灌洗术分为诊断性灌洗和治疗性灌洗；根据灌洗部位的不同，也可分为全肺灌洗和肺段亚肺段灌洗。诊断性灌洗是对支气管以下肺段或亚肺段水平，反复以无菌生理盐水灌洗、回收，对获取的支气管肺泡灌洗液（bronchoalvoelar lavage fluid，BALF）进行细胞学、微生物学、免疫学、生化学和酶学等一系列检测和分析，应用于肺部疾病的诊断和鉴别诊断，病情活动程度和预后的判断，以及疾病病理过程的探讨等。

注意区分支气管肺泡灌洗与支气管冲洗（bronchial washings）的不

同。支气管冲洗主要是以治疗为目的，应用于气道分泌物、异物的清除，肺不张的治疗，塑形性支气管炎的清除等。

（二）设备及器械

设备及器械基本同支气管镜检查，另外需要：①无菌的，37℃的生理盐水 50～100mL；②20～50mL 注射器；③负压吸引器；④硅质灌洗液收集瓶；⑤用于临时存放灌洗液的冰箱，用以转运灌洗液的含冰块的保温瓶。

二、适应证和禁忌证

（一）适应证

1. 肺部感染的病原学诊断

对支气管肺泡灌洗液进行微生物学和细胞学检测和分析，应用于肺部感染，特别是免疫功能受损（包括免疫缺陷）患者肺部感染的病原学包括细菌、真菌、病毒和原虫等诊断及鉴别诊断。

对于普通细菌感染者，其细菌培养大于等于 10^5 cfu/mL 时为确定感染的阈值。但对于某些特殊病原如结核分枝杆菌、军团菌等感染，在支气管肺泡灌洗液中分离出即可做出诊断。支气管肺泡灌洗液对免疫功能受损合并肺部感染的诊断也非常有帮助，如对巨细胞病毒感染的敏感性达96%，对肺孢子虫的感染敏感性为 85%～90%。

2. 肺部非感染性疾病的诊断

（1）弥漫性肺间质疾病的辅助诊断：如外源性过敏性肺泡炎、结节病、间质性肺炎、特发性肺纤维化等，可通过细胞学分析提供诊断线索，缩小鉴别诊断范围。

（2）某些特殊疾病，如肺泡出血综合征、肺泡蛋白沉积症、朗格汉斯细胞组织细胞增生症、急性嗜酸性粒细胞性肺炎、肺部肿瘤等，可直接提供诊断依据。疑脂质吸入性肺炎者，灌洗液中检测到巨噬细胞内有脂肪球或有多核巨细胞可协助诊断。

（二）禁忌证

支气管肺泡灌洗术是一项比较安全的技术，但也存在禁忌证，原则上凡支气管镜检查的禁忌证均为支气管肺泡灌洗术的禁忌证。

（1）活动性大咯血；

（2）严重心肺功能损害，氧分压低于 6.67kPa；

（3）严重心律失常；

（4）严重凝血功能障碍；

（5）严重营养不良、极度衰弱者。

三、技术操作及注意事项

（一）术前准备（患者、器械）基本同支气管镜检查

1. 患者

（1）必须做的检查：除血常规、出凝血时间、胸片或胸部 CT、心电图以外，为避免操作中的交叉感染，还需进行乙肝、丙肝、梅毒、人类免疫缺陷病毒（HIV）等特殊病原的检测。全麻的患者还应接受肝肾功能检查，以评估患者对麻醉药物的耐受情况。

（2）签署检查同意书：无论采取局麻或全麻，对所有接受检查的儿童，均要详细告知其监护人支气管镜术的目的、操作检查及麻醉的可能并发症，并签署检查知情同意书。全麻的患者还应由麻醉医师与监护人签署麻醉同意书。询问有无对麻醉药物过敏病史，对 4 岁以上的儿童，应进行安慰，尽量消除其紧张和焦虑的情绪，取得患者的配合。

（3）患者禁食和用药：术前 6~8 小时禁食固体食物和奶液，术前 2~4 小时禁水。术前 30 分钟肌注阿托品 0.01~0.02mg/kg（总量一般不超过 0.5mg），以尽可能减少检查时对迷走神经刺激而引起的心率减慢和气道分泌物增多。术前即时予静脉推注咪达唑仑 0.1~0.3mg/kg（总量一般不超过 10mg）。

2. 器械

支气管镜、监护、急救药物等准备同常规支气管镜检查。支气管肺泡灌洗术需要以下特殊准备：

（1）无菌的、37℃水温箱装生理盐水 50~100mL；

（2）20mL、50mL 注射器；

（3）负压吸引器；

（4）硅质灌洗液收集瓶；

（5）灌洗液处理的器械，包括过滤纱布、尼龙筛或离心机、含冰块的保温瓶、临时存放灌洗液的冰箱等。

（二）技术操作

1. 操作步骤

支气管肺泡灌洗术在常规支气管镜检查以后即可进行，或在进行其他操作如活检刷检前进行。在进行支气管肺泡灌洗术操作时，首先将硅质灌洗液收集瓶连接至支气管镜吸引孔和负压吸引器，然后将支气管镜的前端插入一个叶的某一段，嵌顿在段支气管的开口上，通过支气管镜活检孔道快速注入无菌、预热至37℃的生理盐水10～20mL，立即用负压吸引器以25～100mmHg（3.33～13.3kPa）的压力将液体回抽，一般回收液量达30%以上，儿童回收量可能较低，回收液应冷藏存放。如此重复，共灌洗三次：第一次灌洗液用于微生物培养，第二次和第三次灌洗液混合以后用于细胞学等其他检查。

目前关于儿童支气管肺泡灌洗术的操作方法及灌洗液的处理方法，尚存在很大的差别，一般遵循以下原则：

（1）灌洗部位。

影像学及临床提示为局灶性病变，支气管镜应该嵌顿在相应病变部位的段支气管进行灌洗；如果为弥漫性/肺间质病变，一般嵌顿在右中叶、右下叶或左肺舌叶进行灌洗，由于胸部高分辨CT（HRCT）的广泛应用，最近国外推荐对HRCT上病变明显的部位进行灌洗以获得更好的效果。

（2）灌洗液量。

儿童每次灌洗的液量目前没有统一，一种是无论年龄大小，每次灌洗量为10～20mL；另一种是体重小于20千克，每次灌洗量为1mL/kg，体重大于20千克，每次灌洗量为20mL。灌洗总量一般控制在5～10mL/kg。

（3）支气管肺泡灌洗液的处理。

收集支气管肺泡灌洗液以后，应该尽快处理和送检。若暂时不能送检，应放置于4℃冰箱保存；非细胞成分的标本暂时不能检测时，应放置

于 − 70 ℃储存。合格的灌洗液应达到规定的回收量，不应混有血液（红细胞数 ＜10％），不应混有多量上皮细胞（＜3％）。

①用于微生物学检测：标本须严格遵守无菌操作，微生物学检查常用方式有：a. 直接接种培养；b. 离心取沉淀物，进行涂片染色寻找病原菌，革兰染色寻找细菌（球菌、杆菌）、菌丝（丝状真菌、假丝）和孢子等病原微生物，特殊染色如抗酸染色（结核分枝杆菌、奴卡菌）、六胺银染色（真菌）、氢氧化钾（KOH）染色（真菌）、过碘酸—雪夫染色（periodic acid-schiff，PAS）（真菌）、金胺 O－罗丹明染色（结核分枝杆菌、奴卡菌）、乳酸酚棉兰染色（真菌）等以明确相应的病原微生物；c. 离心取上清液进行半乳甘露聚糖（galactomannan，GM）（曲霉菌）检测；d. 荧光定量 PCR 检测肺炎支原体–DNA、结核杆菌–DNA、各种病毒–DNA 及肺炎支原体耐药基因研究；e. 高通量二代测序技术（NGS）检测各种病原体的 DNA/RNA。

②细胞学：将支气管肺泡灌洗液离心后，沉淀物用于细胞学检测。可采用常规计数法、流式细胞仪及免疫学等方法，检测细胞总数、分类计数、淋巴细胞亚群及 CD 系列标记等。正常支气管肺泡灌洗液细胞计数与分类的结果分析为：巨噬细胞（Am）80％～95％，淋巴细胞＜15％，中性粒细胞≤3％，嗜酸粒细胞≤0.5％。鳞状上皮细胞或纤毛柱状上皮细胞均≤5％。嗜酸性粒细胞肺炎、哮喘、过敏性支气管炎等肺泡嗜酸粒细胞明显增多，可达20％以上。弥漫性肺出血及肺含铁血黄素沉着症者，巨噬细胞增多，充满含铁血黄素或吞有红细胞。

③非细胞成分：将支气管肺泡灌洗液离心后，离心上清用于非细胞成分的检测。非细胞成分包括血浆蛋白及局部产生的细胞外物质，如免疫球蛋白、白蛋白、酶类、表面活性物质、支气管上皮成分和结构蛋白、炎性介质等。临床疑肺泡蛋白沉积症或灌洗液呈乳白色者，应送检肺泡灌洗液行过碘酸—雪夫染色协助诊断，根据病情选择特殊染色如刚果红染色（淀粉样物）、油红 O 染色（脂类）以助明确相应的病因。测定肺泡灌洗液中炎性介质如白三烯（LT）、白介素（IL）、集落刺激因子（GM－CSF）、肿瘤坏死因子 α（TNF－α）、纤维连接蛋白（FN）、干扰素

γ（INF－γ）、转化生长因子β（TGF－β）及表面活性物质等是研究支气管肺疾病致病机制的热点。

2. 操作技巧

（1）麻醉充分：支气管肺泡灌洗术操作时采用局部麻醉和全身麻醉均可，依据支气管镜检查及是否有其他操作而定。无论何种麻醉方法，确保在操作时患儿达到充分的镇静或麻醉即可，通常可以在灌洗前通过支气管镜活检孔道注入1～2mL的1%～2%利多卡因，以抑制操作时引起的咳嗽反射和支气管痉挛，避免因支气管壁黏膜损伤而造成灌洗液混血。

（2）支气管镜选择：合适的支气管镜外径对获得合格的支气管肺泡灌洗液非常重要，管径过小，不能紧密楔入段或亚段支气管开口，无法防止大气道分泌物混入和灌洗液的外溢，影响支气管肺泡灌洗液的回收量，管径过大又无法达到段或亚段支气管开口。成年人推荐使用末端外径为5.5～6.0mm的支气管镜，儿童一般推荐使用外径为2.8～4.9mm的支气管镜进行支气管肺泡灌洗术。

（3）嵌入的位置和力度：支气管镜应嵌入与其管径大小相适应的位置，以保证契合度，增加回收量。操作力度应轻柔，吸引时应及时回撤镜身，以免负压吸引造成局部黏膜损伤。

（4）负压大小：负压过低，不能有效吸引，并影响回收量；负压过大、过猛又可能导致支气管塌陷和损伤，也影响回收量。成年人推荐使用50～100mmHg负压吸引，儿童目前尚无统一的标准。负压调整应以不出现肉眼可见的气道塌陷为准。

（5）灌洗液温度：应使灌洗液温度接近人体温度，即37℃，灌洗液过冷或过热将引起咳嗽、支气管痉挛和肺功能下降。

（三）注意事项

（1）严格掌握适应证，体衰患者检查中应以心电图及经皮检测血氧饱和度进行监护。术中给予鼻导管高流量吸氧或高频通气供氧。

（2）术中严格无菌操作，防止继发感染。

（3）规范化操作，操作要轻柔，切勿暴力操作。

（4）获得灌洗液后尽早送检。

（5）检查后出现发热、出血、肺部感染、支气管痉挛等并发症时，作相应处理。

第二节 气道黏膜活检术

一、适应证

气道黏膜活检术用于纤毛运动障碍、弥漫性或局灶性支气管黏膜病变原因待查等。

二、禁忌证

（1）同常规支气管镜检查术。

（2）患儿存在凝血机制障碍。

三、术前准备

（1）同常规支气管镜检查术术前准备。

（2）术前3天禁用抗凝药物。

（3）签署经支气管镜黏膜活检相关的知情同意书。

（4）备好垂体后叶素、凝血酶等止血药物。

（5）器械准备：多使用操作孔道直径至少为2.0mm的支气管镜，活检钳（直径1.8mm的圆钳或鳄口钳）。

（6）病理标本固定液。

四、操作方法

（1）在麻醉状态下，通过口鼻、喉罩或气管插管途径插入支气管镜，行常规支气管镜检查术，术中观察患儿生命体征。

（2）支气管镜下黏膜活检术。由术者选定活检部位（多选择隆突或支气管分叉部或局灶性病变部位），由助手取出灭菌后的活检钳，右手握活检钳操作端，左手将活检钳由活检孔插入，活检钳自支气管镜末端伸出后张开，开口方向与支气管分叉垂直，钳取黏膜。注入 1 : 100 00 肾上腺素至创面局部止血。术后立即将盛有活检标本的专用病理瓶装入三层密闭标本转运袋中，交主管医师送病理科。

（3）检查、治疗完毕后，确定无活动性进行性出血，缓慢撤出镜身，同时吸引清理呼吸道。

（4）将支气管镜交护士进行消毒、干燥、保存。

（5）年龄小的患儿检查完毕后，由主管医生抱回病房或推车床送回；年龄较大的患儿，由主管医生准备轮椅接送，患儿术后 4 小时内不得自行活动，以防发生意外跌伤。

五、注意事项

（1）同常规支气管镜检查术。

（2）术毕 2 小时后行床旁胸片，观察有无气胸发生及活动性出血表现，鼓励患儿将痰、血咳出，观察咯血情况。

（3）避免机械拍背、理疗等。

第三节　气道异物的处理

一、适应证

可弯曲支气管镜具有灵活、可视的特点，对位于深部支气管、上叶支气管和下叶后基底段支气管异物的取出具有优势。随着可弯曲支气管镜技术的发展，其适应证已由深部支气管异物扩展到气管、左右主支气管异物。可弯曲支气管镜处理异物的成功率为 76% ~ 98.5%。

二、局限性

可弯曲支气管镜本身会占据相对较窄的儿童气道，在维持通气方面不如硬质支气管镜。气管异物体积较大或形状不规则，有阻塞声门导致窒息风险者，推荐使用硬质支气管镜。中心气道嵌顿、肉芽包裹的异物，推荐硬质支气管镜处理或备硬质支气管镜应急。

三、操作方法

（一）置入途径及麻醉选择

根据气管支气管异物大小、性状、位置、病程及手术难易程度等，选择局部麻醉或全身麻醉下进行异物取出术，有条件的建议全身麻醉。置入途径可经鼻、经口或人工气道。

（二）具体操作

随支气管镜进入途径，应顺序探查咽喉部，声门下，气管，左、右主支气管以及各叶、段支气管，段亚支气管等。通常先探查健侧，后探查患侧；异物取出后，再次常规探查支气管；患侧阻塞严重者，应先取异物改善梗阻，再探查健侧。

（三）辅助配件的选择

1. 网篮形异物钳（螺旋篮形、平行篮形、网套形等）

多数气管支气管异物均可使用网篮形异物钳钳取，果仁类、球形异物更适宜。其优点是可完整取出异物，异物不易在声门处滑脱，从而减少声门嵌顿的危险。

2. 有齿异物钳

适用于钳取片状、条状、筒状、不规则或纤细异物等。若异物过大嵌顿时，可与网篮形异物钳配合使用。

3. 球囊导管

部分异物嵌顿的情况下，可将管径适宜的球囊导管送至异物的底部，加压使球囊膨胀托住异物底部拉出。

4. 细胞刷

血栓、痰栓、支气管塑型等钳取效果不佳者，可使用细胞刷缠绕结合深部支气管灌洗取出。

5．冷冻探头

适用于有一定含水量的异物，如植物性异物、动物性异物、内生性异物、活体动物（如水蛭）异物等，也可用于形态不规则的异物。

6．激光光纤

对于嵌顿的质地坚硬的异物，使用上述配件取异物失败时，有条件者可试用激光分割异物或打孔，再使用其他适宜配件取出。

四、注意事项

（1）手术过程中严密监测生命体征及血氧，当血氧饱和度下降时宜暂停手术，待血氧上升、氧储备充足时再次插入支气管镜。

（2）当患侧异物较大阻塞严重时，在异物取出之前应避免探查健侧，以免因健侧代偿能力下降引起低氧血症，此时应首选网篮形异物钳套取异物，以免异物脱落至健侧。

（3）取出所见异物后，需要再次检查气道，注意在更深的段、亚段支气管检查是否有异物残留，对于两肺下后基底段亚支探查不清时可局部灌洗辅助探查。

（4）异物后局部感染严重者，需局部充分灌洗清除坏死上皮及脓性分泌物，畅通气道，必要时可再次或多次进行灌洗治疗，以减少局部再感染的机会。

（5）支气管镜反复进出声门易致喉头水肿，应避免。

（6）经硬质支气管镜取异物时，应注意对气管膜部的保护，避免医源性损害。

思考题

1. 儿童支气管肺泡灌洗的适应证有哪些?

2. 如何获得合格的支气管肺泡灌洗液?(即操作技巧和注意事项)

3. 支气管肺泡灌洗液采集后常规可以进行哪些检测?

4. 气道黏膜活检术的禁忌证有哪些?

5. 气道黏膜活检术术后应注意观察患儿哪些临床症状及体征?

6. 气道异物处理时,支气管镜探查气道的顺序应如何选择?

7. 网篮型异物钳适用于钳取何种异物?

(撰写者:首都医科大学附属儿童医院焦安夏,湖南省人民医院钟礼立)